AF611241

CONCOURS POUR UNE CHAIRE

DE

CLINIQUE CHIRURGICALE

VACANTE

A LA FACULTÉ DE MÉDECINE DE PARIS.

CHEZ LE MÊME LIBRAIRE.

DE LA RÉUNION IMMÉDIATE DES PLAIES, de ses avantages et de ses inconvéuiens; par L.-J. SANSON. *Paris*, 1834, in-8. 3 f.

NOUVEAUX ÉLÉMENS DE PATHOLOGIE MÉDICO-CHIRURGICALE, ou Traité théorique et pratique de Médecine et de Chirurgie; par L.-CH. ROCHE, D. M. P., membre de l'Académie royale de médecine, et J.-L. SANSON, D. C. P., chirurgien de l'Hôtel-Dieu, professeur à la Faculté de Médecine de Paris, *Troisième edition considérablement augmentée. Paris*, 1833, 5 vol. in-8, de 600 pages chacun. 36 f.

MÉMOIRE SUR UNE MANIÈRE NOUVELLE DE PRATIQUER L'OPÉRATION DE LA PIERRE, par le baron G. DUPUYTREN, terminé et publié par L.-J. SANSON, chirurgien de l'Hôtel-Dieu et L.-J. BÉGIN, chirurgien en chef de l'hôpital militaire de Strasbourg; Paris, 1836, 1 vol. grand in-fol. accompagné de 10 belles planches lithographiées par Jacob. 20 f.

Je lègue à MM. Sanson aîné et Bégin le soin de terminer et de publier un ouvrage déjà en partie imprimé, sur la taille de Celse, et d'y ajouter la description d'un moyen nouveau d'arrêter les hémorrhagies.

Testament de Dupuytren.

IMPRIMÉ CHEZ PAUL RENOUARD,
RUE GARANCIÈRE, N. 5.

DES

HÉMORRHAGIES

TRAUMATIQUES,

PAR L.-J. SANSON,

PROFESSEUR DE CLINIQUE CHIRURGICALE A LA FACULTÉ DE MÉDECINE,
CHIRURGIEN DE L'HOTEL-DIEU, CHIRURGIEN CONSULTANT DU ROI,
MEMBRE DE L'ACADÉMIE ROYALE DE MÉDECINE, ETC.

AVEC UNE PLANCHE COLORIÉE.

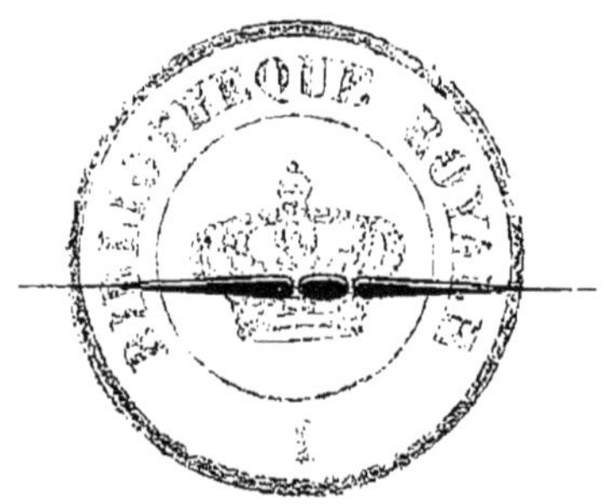

A PARIS.

CHEZ J.-B. BAILLIÈRE,

LIBRAIRE DE L'ACADÉMIE ROYALE DE MÉDECINE,

RUE DE L'ÉCOLE-DE-MÉDECINE, N° 13 BIS.

A LONDRES, MÊME MAISON, 219, REGENT STREET.

1836.

DES

HÉMORRHAGIES TRAUMATIQUES.

CHAPITRE PREMIER.

DES HÉMORRHAGIES TRAUMATIQUES EN GÉNÉRAL.

ARTICLE Ier.

Considérations générales.

Formé de deux mots grecs αἷμα *sang*, et Ρηγνυμί, *faire jaillir*, ou de αἷμα, et ῥέειν *couler*, le mot hémorrhagie signifie au propre un écoulement de sang. Toutefois, on donne plus spécialement en chirurgie ce nom à l'écoulement de sang assez considérable pour compromettre la vie du sujet et exiger l'emploi de moyens particulièrement dirigés contre lui. Une plaie récente fournit-elle une quantité de sang en rapport avec sa profondeur et la vascularité de la partie lésée sans occasioner d'accidens généraux, il y a seulement écoulement de sang ou suintement sanguin; il y a hémorrhagie, dès que la vie du malade se trouve compromise. Le mot hémorrhagie entraîne donc avec lui l'idée d'un danger pour la vie, ou du moins d'un accident qui peut porter une atteinte plus ou moins grave à la constitution du sujet, ou encore entraver d'une manière quelconque sa guérison; il suppose une certaine violence dans la manière dont le sang coule, ou une certaine persistance de l'écoulement, et ces deux caractères de l'accident, savoir la rapidité et la persistance, justifient l'une et l'autre étymologie.

On appelle hémorrhagies *traumatiques* celles qui surviennent à l'occasion des blessures; mais comme les plaies résultant des opérations sont elles-mêmes de véritables blessures, nous croyons entrer dans l'esprit de la question, en traitant non-seulement des hémorrhagies qui peuvent compliquer les plaies, mais encore de celles qui peuvent survenir à l'occasion des opérations chirurgicales.

ARTICLE II.

Effets généraux des hémorrhagies traumatiques.

Les hémorrhagies traumatiques diffèrent des hémorrhagies spontanées, en ce qu'elles n'ont point, en général, comme ces dernières, de phenomènes précurseurs. L'hémorrhagie spontanée s'annonce par le malaise général, l'horripilation, l'accélération et la plénitude du pouls, un sentiment de tension suivi de chaleur et de prurit dans la partie, en un mot tout ce qui constitue le *molimen hemorrhagicum*; l'écoulement du sang semble alors ramener le bien-être, en faisant cesser les accidens précurseurs de son apparition; s'il persiste long-temps, s'il est très abondant, on voit survenir en dernier lieu les phénomènes qui se montrent au contraire comme premier effet de l'hémorrhagie traumatique. Ce sont la décoloration de la peau et des muqueuses, le refroidissement général, l'apparition d'une sueur froide et visqueuse, surtout au front, sur les régions antérieures de la poitrine, épigastrique, à la paume des mains, à la plante des pieds; les nausées, les vomissemens, l'irrégularité des mouvemens respiratoires, qui deviennent alternativement petits et précipités, ou rares et profonds, l'accélération du pouls, qui perd peu-à-peu sa force et sa résistance, tout en augmentant de fréquence à mesure que la perte du sang devient plus considérable, son irrégularité et son intermittence, le tumulte des battemens du cœur, les vertiges, les tintemens d'oreilles, les lipothymies, les syncopes, les mouvemens convulsifs, quelquefois le coma ou le délire, et enfin la mort.

Ces phénomènes se succèdent avec plus ou moins de rapidité. Dans quelques cas, lorsque les organes centraux de la circulation sont atteints et largement ouverts, la mort est instantanée, de sorte qu'on ne peut en observer la succession ; dans d'autres, la mort survient au bout de si peu de temps qu'ils apparaissent tous en même temps, et comme en groupe ; dans d'autres, enfin, la mort ou la syncope ne surviennent qu'après quelques minutes, et tous peuvent être observés et analysés. Il n'est pas rare de les voir alternativement augmenter et diminuer d'intensité, et le malade passer par une succession fatigante de syncopes prolongées et de rétablissemens de la circulation et de la respiration.

Lorsque l'hémorrhagie se prolonge, les malades sont tourmentés par une soif inextinguible, et d'autant plus fatigante que souvent l'estomac acquiert un tel degré d'irritabilité qu'il rejette opiniâtrément jusqu'à la moindre quantité de liquide ingéré dans sa cavité.

Quelquefois c'est par la succession de plusieurs hémorrhagies faibles, et non par suite d'une hémorrhagie considérable que surviennent les phénomènes généraux dont nous parlons. Alors les malades ne présentent pendant longtemps que la décoloration générale, l'abaissement de la température du corps, un affaiblissement graduel, l'accélération du pouls avec diminution progressive de sa consistance; il se joint souvent à ces symptômes une leuco-phlegmatie des membres inférieurs ou de tout le corps, et ce n'est que dans les derniers temps qu'apparaissent les nausées, les palpitations, les lipothymies et enfin les syncopes. Rarement alors survient-il des mouvemens convulsifs.

En général, plus la perte de sang est abondante et rapide, plus la syncope et la mort sont imminentes. Il est difficile d'ailleurs d'évaluer d'une manière exacte la quantité de sang que peut perdre un malade avant d'être en danger. L'espèce de terreur qui accompagne la perte du sang, la facilité avec laquelle une petite quantité de ce liquide tache une grande épaisseur ou une grande largeur de linge ou colore une grande masse d'eau, rendent presque toujours exagérées les estimations des blessés; et ceux qui sont apportés dans les hôpitaux ne mesurent guère que par litres le sang qu'ils ont perdu. On sait d'ailleurs combien les physiologistes diffèrent d'opinion sur le rapport de la masse du sang à celle du corps, depuis Lister et Allen Moulins qui l'évaluent à 1/20, jusqu'à Quesnay et F. Hoffmann qui pensent que la quantité de sang d'un homme adulte est de 25 à 30 livres, c'est-à-dire, 1/4 ou 1/5 environ; et l'on voit de suite quelle incertitude cette divergence d'opinions doit causer, lorsqu'il s'agit de résoudre la question par le raisonnement et en établissant une sorte de calcul de probabilité.

D'un autre côté les faits pathologiques, peu comparables entre eux, ne peuvent donner qu'une solution approximative. Il faut en outre tenir compte de toutes les circonstances dans lesquelles le blessé se trouve placé. M. Dupuytren faisait remarquer à sa clinique que les suicides meurent souvent sans qu'on puisse expliquer la mort par la quantité de sang qu'ils ont perdu. Celle-ci est quelquefois bornée à une ou deux livres. Chez des malades cachectiques ou épuisés par la suppuration, la perte d'une petite quantité de sang, celle qui accompagne le débridement d'un clapier est souvent suivie d'une mort plus ou moins prompte. D'autres causes souvent inappréciables font varier les effets généraux des hémorrhagies, de telle sorte qu'un individu pourra, ainsi qu'on en cite des exemples (1) perdre dans l'espace de 24 heures jusqu'à trente livres de sang, tandis que tel autre sera épuisé pour en avoir perdu quelques palettes.

Le tempérament et la constitution du sujet, son sexe, son âge, son état moral même, ont une grande influence sur les résultats dont nous parlons. On sait qu'un sujet d'une constitution

(1) Richerand, *Physiologie*, tom 1er, x[e] édition.

pléthorique supportera sans peine, et quelquefois même avec avantage, une perte de sang qui épuiserait un individu nerveux, faible ou cacochyme. On dit que, toutes choses égales d'ailleurs, les femmes supportent mieux les pertes de sang que les hommes, ce qui signifie peut-être qu'elles les réparent plus vite. On sait enfin que les enfans la supportent moins bien que les adultes. Bien que la quantité de sang soit proportionnellement plus grande dans l'enfance, il n'est personne qui n'ait eu occasion d'observer avec quelle facilité les enfans sont jetés dans la prostration et presque dans l'anémie, par l'hémorrhagie que fournit une piqûre de sangsue. Cependant que l'on considère la quantité de sang perdu, et l'on reconnaîtra souvent qu'elle est moindre proportionnellement que celle que peut supporter un adulte. Mais une circonstance qui influe sur la promptitude avec laquelle les pertes de sang réagissent sur l'économie, c'est la rapidité de l'écoulement sanguin qu'il ne faut point confondre avec l'abondance avec laquelle il est quelquefois rejeté au-dehors. Schenck rapporte, d'après Solenander, l'observation suivante : (1)

Obs. I. — « Quidam profudit intra diem et « noctem per os libras viginti sex modo sangui- « nis coagulati, lividi, modo nigerrimi. Curatus

(1) Schenck, *Obs.* liv. 3, p. 359.

« est, subductâ ratione victûs, quiete et solutis « ovorum vitellis; item cibis odoratis, sine medi- « camentis, solo clystere. »

Il paraît assez évident, d'après l'état et l'aspect du liquide, dans ce cas, et les autres circonstances de ce fait remarquable, qu'une si énorme quantité de sang ne s'est pas répandue instantanément dans l'estomac, mais qu'elle a été déposée lentement dans la cavité du ventricule, qu'elle l'a distendu peu-à-peu, jusqu'à ce qu'enfin elle ait provoqué des efforts de vomissement, par lesquels elle a été expulsée en masse.

Quoi qu'il en soit, c'est parce que la perte de sang a été prolongée, ou plutôt, comme le fait remarquer M. le professeur Richerand, divisée en plusieurs hémorrhagies intermittentes, et non brusque et violente, que certains sujets ont pu perdre non-seulement 75 livres de sang en dix jours, mais encore, ainsi que nous l'avons déjà dit, jusqu'à trente livres dans vingt-quatre heures. En répétant la phlébotomie, on peut soustraire dans le même espace de temps, des quantités beaucoup plus considérables de sang que par une seule et copieuse saignée. On se rappelle avec quelle hardiesse nos prédécesseurs, J.-L. Petit entre autres, multipliaient les saignées en une même journée, et dans les premiers jours des blessures, des plaies de tête en particulier.

On sait avec quelle vigueur M. le professeur Bouillaud attaque, par cette méthode, la pneumonie et le rhumatisme articulaire (1). Enfin, nous citerons le cas remarquable de guérison de tétanos, obtenue par M. Lepelletier, au moyen de cinq saignées de deux livres, pratiquées dans l'espace de deux jours et demi, de bains prolongés et de narcotiques à haute dose (2); et l'observation plus remarquable encore fournie par la pratique de M. Lisfranc, qui, en dix-neuf jours, a fait dix-neuf saignées du bras et a appliqué sept cent soixante-douze sangsues le long du rachis d'un homme affecté de tétanos, et l'a guéri.

Enfin, une dernière condition qui paraît modifier singulièrement les effets généraux des pertes de sang, c'est la qualité du sang perdu. En général, on pense que l'on peut perdre sans danger une beaucoup plus grande quantité de sang veineux que de sang artériel.

Lorsque l'hémorrhagie est arrêtée, l'organisme travaille à réparer ses pertes. En très peu de temps, une quantité considérable de sang peut être reproduite. Toutes choses égales d'ailleurs, l'état de faiblesse et de décoloration déterminé par une hémorrhagie, se répare d'autant

(1) Bouillaud, *Nouvelles recherches sur le rhumatisme articulaire aigu en général, et sur l'efficacité des saignées coup sur coup dans son traitement.* Paris, 1836, in-8.

(2) *Journal complémentaire*, tom. 8, page 3.

plus vite que celle-ci a été plus brusque et plus rapide. Cette circonstance tient, d'une part, à ce que les hémorrhagies brusques produisent souvent une syncope qui arrête le mouvement circulatoire, et par conséquent l'effusion du sang, avant que le système vasculaire soit considérablement désempli, et, d'autre part, à ce que le sang reste encore riche en hématosine en même temps que sa masse n'est relativement que peu diminuée (1). Après avoir reconnu que, chez un homme sain, vigoureux et bien nourri, la proportion de l'hématosine est de vingt-deux sur soixante-dix parties d'eau, tandis que, sur un sujet débilité et soumis à un régime peu réparateur, la proportion de ce principe n'est plus que de six sur soixante-dix parties d'eau, M. Denis a de plus constaté, dans des recherches importantes que l'hématosine qui se perd se répare très lentement (2), de telle sorte que plusieurs mois, plusieurs années même sont nécessaires pour que sa proportion augmente d'une manière notable, bien qu'après une perte abondante tous les autres élémens du sang se réparent avec rapidité.

Ceci explique la différence de résultat des pertes de sang brusques, mais de peu de durée

(1) Richerand, *Physiologie*, tom. 1er, page 451, xe édition.

(2) P. S. Denis, *Recherches expérimentales sur le sang humain*. Paris, 1830, in-8. — Andral et Forget, art. sang, du *Dictionnaire de médecine et de chirurgie pratique*, t. XIV, p. 473.

et qui ne reparaissent plus, et des hémorrhagies lentes, continues et souvent répétées.

Chez quelques sujets, lors même que l'on a arrêté les pertes de sang, la constitution en éprouve une atteinte irréparable. L'appareil digestif tombe dans une inertie complète et ne remplit plus ses fonctions. L'estomac rejette les alimens, ou ne leur fait plus subir l'élaboration nécessaire à l'assimilation. Les mouvemens respiratoires se ralentissent progressivement, les contractions du cœur deviennent de plus en plus faibles et précipitées, toutes les fonctions périclitent jusqu'à ce que, enfin, la vie cesse par suite d'un épuisement graduel qu'aucun travail de réparation ne vient arrêter. J'ai vu plusieurs cas de ce genre à la suite d'hémorrhagies combattues par des moyens insuffisans et contre lesquelles on n'avait que trop tard agi d'une manière efficace. J'ai observé aussi quelquefois ces mêmes phénomènes après l'emploi réitéré de larges applications de sangsues pour arrêter dans leur marche ou dans leurs progrès certaines phlegmasies rebelles, certains érysipèles ou certains bubons. Ce n'est quelquefois qu'après un mois ou six semaines que les malades succombent par suite d'un anéantissement progressif.

Chez d'autres sujets, la vie se conserve, mais pendant long-temps et quelquefois pendant plusieurs années, faible et languissante. La paleur de la peau et des parties visibles des membranes muqueuses est extrême; la face prend quelquefois l'aspect de la cire jaunie par le temps, et souvent elle est le siège d'une bouffissure légère; le pouls est petit, faible, ordinairement précipité, très mou; chez quelques individus il y a des palpitations, de l'essoufflement, des tintemens d'oreilles, du bruit de souffle à la région du cœur et sur le trajet des grosses artères, comme immédiatement après les hémorrhagies abondantes; les digestions sont souvent languissantes pendant long-temps, et le malade privé de force, d'appétit et quelquefois de sommeil, se trouve atteint d'une véritable affection chlorotique. L'aspect général ressemble assez à celui que présentent les personnes affectées de ce que l'on appelle la cachexie cancéreuse. Le facies des femmes atteintes d'affections carcinomateuses du col ou du corps de la matrice, est en effet assez semblable à celui des femmes chez lesquelles un polype utérin provoque des pertes abondantes, et cependant, pour un praticien exercé, ces deux états présentent des différences notables, même lorsque l'affection carcinomateuse provoque des métrorrhagies. C'est ainsi que dans le cas d'anémie simple, la teinte de la peau est plus blafarde que jaune; que le pouls est seulement faible et précipité, que la peau est d'une fraîcheur remarquable, tandis que la cachexie cancéreuse est accompagnée d'une teinte jaune paille, de chaleur avec aridité de la peau, surtout d'un état fébrile qui s'exaspère le soir et prend tous les caractères de la fièvre hectique.

Quoi qu'il en soit, la forme d'état anémique dont je viens de parler est rarement le résultat d'une hémorrhagie traumatique, parce qu'on ne laisse pas les hémorrhagies de ce genre se prolonger, ou se répéter un assez grand nombre de fois.

Je ne terminerai point ce chapitre sans parler des faits constatés par l'autopsie de ceux qui succombent à des hémorrhagies traumatiques. Or, la mort, ainsi que je l'ai dit plus haut, se présente sous deux formes ; l'une subite, l'autre lente.

La mort subite imprime aux organes intérieurs les caractères que nous avons déjà observés sur les tégumens : la décoloration des organes, la blancheur des poumons jointe à un peu d'emphysème vésiculaire lorsque les mouvemens convulsifs se sont prolongés, la vacuité des cavités gauches du cœur et des artères, leur resserrement, tandis qu'il reste encore un peu de sang dans les cavités droites et dans le système veineux, la petitesse et la sécheresse de la rate; tels sont les principaux phénomènes de la mort subite par hémorrhagie. Lorsque la mort n'est arrivée que par suite d'un état anémique long-temps prolongé, il faut joindre à l'état précédent une atrophie générale qui peut être portée plus ou moins loin.

ARTICLE III.

Effets locaux et caractères anatomiques des hémorrhagies traumatiques.

§ I. Hémorrhagies traumatiques primitives.

Les phénomènes locaux des hémorrhagies traumatiques varient suivant une foule de circonstances, dont les principales sont le temps dans lequel elles se produisent, la nature et le siège du vaisseau divisé, la nature de leurs causes. Sous le rapport du temps les hémorrhagies traumatiques sont primitives, c'est-à-dire immédiates, ou consécutives, c'est-à-dire secondaires. Sous le rapport de la nature et du siège du vaisseau divisé, on doit les étudier dans les vaisseaux capillaires, dans les artères ou dans les veines, ou dans les artères et les veines simultanément, et aussi dans les divers tissus comme dans les divers organes du corps; enfin, sous le rapport des causes, elles offrent quelques différences suivant qu'elles sont le résultat de l'action d'un instrument piquant, tranchant, contondant, d'un projectile lancé par la poudre à canon ou d'un caustique.

Nous ne nous occuperons ici que des hémorrhagies primitives, nous réservant de parler plus loin des hémorrhagies traumatiques secondaires.

A. *Par les capillaires.*—Les hémorrhagies traumatiques primitives fournies par les vaisseaux capillaires divisés sont rares; presque toujours après avoir duré quelque temps, l'écoulement de sang rouge et artériel qui se faisait en nappe par tous les points de la surface de la plaie diminue, puis est remplacé par celui d'une sérosité sanguinolente qui cesse bientôt lui-même pour faire place aux phénomènes de la réunion immédiate ou de la suppuration. Cependant on voit quelquefois l'écoulement sanguin continuer et finir par épuiser le malade. Cela arrive surtout lorsque la blessure a atteint quelque tissu de la nature de ceux que l'on appelle érectiles, tels par exemple que les corps caverneux de la verge et du clitoris, les grandes lèvres de la vulve; on observe encore le même phénomène lorsque l'organisation normale de la partie est modifiée de manière à donner un grand développement aux capillaires qui s'y trouvent ordinairement; dans les plaies par exemple qui affectent les tissus érectiles naturels ou fongueux accidentels, et dans celles qui résultent des opérations qui n'ont détruit qu'incomplètement ces tissus; on les voit encore survenir quand une cause externe, interne ou morale accélère les contractions du cœur en augmentant leur énergie, et par conséquent accroît l'activité de la circulation ; les efforts, les cris, l'agitation entretiennent quelquefois encore l'écoulement du sang versé par la surface des plaies; on sait avec quelle opiniâtreté les plaies saignent quelquefois chez les individus affectés de scorbut, ou chez lesquels il existe un obstacle à la circulation veineuse.

Enfin il est certaines modifications primitives de l'organisme qui y exposent d'une manière toute particulière ceux qui en sont affectés.

On trouve dans les fastes de la science plusieurs observations remarquables ayant pour sujet des familles dont tous les mâles, à très peu d'exceptions près, ont offert pendant plusieurs générations une disposition telle aux pertes de sang, que soit spontanément, soit à l'occasion de la moindre blessure ils étaient pris d'hémorrhagie mortelle.

Nous citerons :

1° La femme Smith (1) qui transmit à tous ses descendans mâles une telle disposition aux hémorrhagies, que non-seulement les égratignures ont pu déterminer des pertes de sang considérables ou mortelles, mais encore que la

(1) *Dict. des Sc. Méd.* Tom. 4 (art. *cas rares*).

guérison de ces plaies n'a jamais été obtenue d'une manière durable chez certains sujets de cette famille. On a vu la cicatrice se rompre au bout de quelques jours, l'hémorrhagie se reproduire et devenir mortelle.

2° L'observation d'Appleton (1) qui, après avoir été sujet à des hémorrhagies graves, finit par succomber à une double hémorrhagie; l'une par le canal de l'urètre, l'autre provenant d'une excoriation située à la région de la hanche et résultant de la prolongation du décubitus sur cette partie. Sur dix-sept petits-enfans et arrière-petits-enfans qu'eut cet homme, cinq moururent d'hémorrhagies pour des blessures insignifiantes, et tous les autres furent sujets à des hémorrhagies spontanées, dont quelques-uns encore périrent.

Krimer (2) dit encore avoir connu une famille dont tous les descendans mâles, pendant quatre générations, ont péri d'hémorrhagie. Il reste encore un membre de cette famille qui ne s'en garantit qu'en évitant avec soin les lésions traumatiques les plus légères et en faisant un usage fréquent du sel de Glauber. Il est à remarquer que le sulfate de soude employé depuis quelques années par les membres de la famille Smith, a

(1) *London Medical Repository*; — vol. 3, page 60.

(2) *Versuche einer Physiologie des Bluts.* Page 318; Leipzig, 1823

offert un moyen d'arrêter sûrement les hémorrhagies lorsqu'elles viennent à paraître.

3° La famille Gamble, dont les *archives générales de médecine* de juillet 1835 ont extrait l'h stoire d'un journal anglais, et dont les enfans mâles présentent la même disposition, puisque l'aîné mourut à neuf ans d'une hémorrhagie survenue à la suite de ventouses scarifiées ; que le plus jeune périt à l'âge de six ans, pour s'être heurté la tempe contre un corps dur et à la vérité tranchant; et qu'un troisième, âgé de treize ans, eut à la suite de l'application de deux sangsues une hémorrhagie que l'on ne put arrêter qu'au bout de deux jours.

On trouve, dans le *Journal des Progrès* (1), une note sur une famille saxonne composée de cinq enfans, dont l'aîné mourut d'hémorrhagie pour s'être mordu la langue, dont le second perdait beaucoup de sang dès qu'on lui enlevait l'épiderme, et dont le cinquième présentait la même disposition, mais à un moindre degré.

Je trouve dans la REVUE MÉDICALE (2), où l'on rappelle la plupart des faits précédens, une observation tirée du service de M. Lisfranc. Il s'agit d'un homme de quarante-et-un ans, d'une constitution épuisée, qui pour s'être heurté lé-

(1) 1828, vol. II.

(2) N° d'octobre, 1835.

gèrement le côté contre la clef d'une porte, eut une tumeur sanguine considérable et accompagnée de faiblesse du pouls, de lipothymie et de syncope. Cet homme avait été sujet dans son enfance à des épistaxis poussés jusqu'à la syncope; plus tard, à des saignemens abondans par les gencives; plus tard, à des hématuries qui ont cessé vers l'âge de trente-quatre ans pour faire place à des infiltrations sanguines à l'occasion de la cause la plus légère : à tel point, qu'une petite fille ayant appuyé son coude contre la partie inférieure et externe du bras du malade, il en résulta un gonflement énorme et une ecchymose qui s'étendirent jusqu'à l'aisselle. Un des grands-oncles de cet homme était mort d'une hémorrhagie dont on ne put préciser ni le siège ni la source. Un de ses oncles, sujet au saignement des gencives, était mort à la Charité à l'âge de dix-sept ans, d'une hémorrhagie résultant de l'avulsion d'une dent. Des dix-sept frères ou sœurs qu'il a eus, quatorze sont morts avant l'âge de trois ans, sans qu'on puisse décider quelle a été la cause de leur mort, bien que la mère dise que c'est le sang qui les a étouffés; mais une de ses sœurs a péri à l'âge de six semaines d'une hémorrhagie par la vulve. Deux de ses frères seulement sont parvenus à un âge plus avancé; mais tous deux étaient sujets à des épistaxis abondans et perdaient beaucoup de sang par la moindre blessure. L'un est mort à neuf ans, à la suite d'un coup à la tête qui détermina une infiltration énorme de sang au-dessous du cuir chevelu. L'autre ayant reçu à l'âge de dix-sept ans un coup d'instrument tranchant au mollet, eut une hémorrhagie si opiniâtre, que l'on fut obligé de lier l'artère crurale; il mourut d'une hémorrhagie consécutive à cette ligature.

On voit que ces derniers faits sont moins concluans que les premiers.

Schvenlein (1) dans ses leçons orales a rapporté que Ripp ayant eu l'occasion de faire l'ouverture des corps de personnes mortes à la suite de ces hémorrhagies capillaires opiniâtres, a trouvé un cœur arrondi, mollasse, manquant dans certains endroits de substance musculaire, au point que les tuniques externe et interne se trouvaient adossées. Les artères présentaient la mollesse et l'aspect du tissu veineux.

Dans aucun de ces cas il n'est question d'affection scorbutique.

Il résulterait des faits observés par Ripp que la faiblesse du système vasculaire serait la condition de manifestation des hémorrhagies opiniâtres; mais cette atrophie des organes circulatoires n'est-elle pas plutôt une conséquence de l'anémie? et d'ailleurs il est facile de pré-

(1) Fod. loco

voir que cette disposition ne serait pas la seule qui pût les occasioner. L'observation suivante, instructive sous plus d'un rapport, prouve qu'elles peuvent quelquefois tenir à une cause tout-à-fait accidentelle, et que l'on est loin de soupçonner.

Obs. II. — Le 26 octobre 1822, une jeune fille de dix-sept à dix-huit ans, d'une très forte constitution, mais sujette à des palpitations et à des étourdissemens, remarquable d'ailleurs par une forte coloration des parties supérieures, entra pour la seconde fois à l'Hôtel-Dieu, afin d'y être traitée d'une maladie qui l'y avait déjà amenée une première fois deux ans auparavant. Cette maladie était une tumeur fibreuse placée sur l'épaule. La malade sortit après un court séjour, parce qu'elle n'avait pas voulu consentir à se laisser pratiquer l'opération; lors de la rentrée de cette fille, l'affection consistait en une tumeur du volume de la tête d'un fœtus à terme, s'étendant de l'acromion à l'insection du deltoïde, et du bord antérieur de ce muscle jusqu'à la partie antérieure de la fosse sus-épineuse. Elle était, comme lorsqu'on l'avait examinée la première fois, légèrement mobile, sans changement de couleur à la peau, parfaitement arrondie, dure, résistante, indolente.

Il résulta de l'examen attentif qu'on fit de la maladie, que les changemens survenus depuis deux ans n'avaient porté que sur le volume de la tumeur, et qu'on aurait pu, comme on en avait alors formé le projet, en débarrasser la malade au moyen d'une opération, si l'on ne s'était aperçu que pendant l'intervalle des deux séjours à l'Hôtel-Dieu, il s'était développé dans le creux de l'aisselle une nouvelle tumeur de la même nature que la précédente, qui était assez volumineuse pour s'étendre, en passant derrière les muscles pectoraux jusqu'au-dessous du tiers interne de la clavicule, et pour comprimer le plexus brachial et les vaisseaux axillaires, au point de produire de temps à autre de l'engourdissement dans le membre, et de rendre peu sensibles les battemens des artères brachiale et radiale. Il parut d'abord évident que la position profonde de cette tumeur au-dessous des muscles épais et auprès des cordons du plexus brachial et des vaisseaux axillaires, en rendrait la dissection impossible ; et l'on renonça en conséquence à pratiquer non-seulement l'extirpation de cette seconde tumeur, mais encore celle de la première, car il ne pouvait être d'aucune utilité pour la malade d'enlever l'une si on laissait l'autre. Cependant Dupuytren, considérant la force et la jeunesse de la malade, ébranlé par les vives instances de cette jeune fille, et surtout frappé de l'idée qu'elle était condamnée à une mort certaine, si on abandonnait la maladie à son cours naturel résolut de tenter une opération pour lui conserver quelques chances favorables, puisqu'il était à la rigueur possible que la tumeur placée au milieu d'un tissu cellulaire abondant ne fût unie aux parties environnantes que par de faibles liens, et qu'on pût parvenir à la faire sortir par une sorte d'énucléation, sans avoir besoin de recourir à l'instrument tranchant, autrement que pour diviser les tégumens qui la recouvraient du côté de l'aisselle. Il se décida à prendre un terme moyen, en faisant en quelque sorte une opération d'essai sur la tumeur de l'épaule. Si à la suite d'une incision faite aux tégumens, celle-ci se laissait facilement détacher sans le secours de la dissection, on pourrait espérer que la tumeur axillaire moins ancienne n'aurait pas des adhérences plus fortes, et l'on se déciderait à l'attaquer; si, au contraire, la tumeur sus-scapulaire exigeait, pour être séparée des parties adjacentes, une dissection minutieuse, ou si au lieu d'être fibreuse, comme on le supposait, elle présentait les caractères d'une dégénération carcinomateuse, on se bornerait à l'extirper seule, et on laisserait la seconde, dont l'extirpation serait devenue une opération inutile ou trop dangereuse.

Telle était la résolution qu'on avait prise et que l'on se proposait de mettre à exécution sans délai, lorsque la malade annonça d'abord qu'elle attendait ses règles ; puis quelques jours après, celles-ci n'ayant pas paru à leur époque accoutumée, elle déclara qu'il était possible qu'elle fût enceinte. On ajourna alors l'opération jusqu'à ce qu'on pût savoir à quoi s'en tenir à ce sujet, et la malade resta dans la salle, s'occupant à rendre quelques services à ses camarades.

Cependant on l'observait avec beaucoup d'attention; plusieurs fois on fut obligé de calmer par des saignées et l'usage des bains les douleurs qu'elle ressentait dans le bras, et l'on ne tarda pas à s'apercevoir que la tumeur inférieure s'étendait vers la partie antérieure et inférieure du cou en passant au-dessous de la clavicule. Cette circonstance fâcheuse avait presque entièrement fait perdre l'espérance de pouvoir un jour pratiquer l'opération, lorsque le 7 décembre, quarante-deuxième jour de son entrée à l'hôpital, cette fille commença à cracher abondamment du sang veineux. L'hémorrhagie continuant, à la visite du soir, Dupuytren fit pratiquer une saignée du bras de deux palettes; mais non-seulement ce moyen n'arrêta pas l'écoulemeut du sang par la bouche, mais il s'y en joignit un nouveau : une hémorrhagie de sang artériel, venant non pas de la blessure de l'artère brachiale, puisque la saignée avait été faite sur la veine céphalique, mais bien des lèvres de la division, faite à la peau pour pénétrer jusqu'à la veine, commença immédiatement après la phlébotomie et continua toute la nuit.

Le 8 au matin, on visite avec soin la bouche et l'on découvre que le sang provient d'une alvéole dans laquelle il existe quelques restes de racines de dents cariées. On extrait ces racines qui appartenaient à la première grosse molaire, on comprime ensuite fortement avec un bouchon de cire; on comprime aussi la plaie du bras, après avoir à dessein laissé le sang couler encore pendant deux heures. Les deux sources continuèrent à fournir pendant toute la journée; on parvint à les suspendre pour une partie de la nuit; mais elles avaient recommencé à couler le 9 au matin. Dupuytren cautérisa les lèvres de la petite plaie avec un stylet rougi à blanc, et on tamponna de nouveau l'alvéole.

Le 10, à la visite du matin, l'hémorrhagie alvéolaire durait encore. Dupuytren se décida alors à porter le cautère actuel sur cette partie. Cette opération pratiquée, on tamponna de nouveau l'alvéole avec des boulettes saupoudrées de colophone en poudre.

Le 11, avant la visite du matin, l'hémorrhagie alvéolaire ayant reparu, l'élève interne dans le rang duquel se trouvait cette malade, renouvela avec beaucoup de force mais inutilement l'application du cautère actuel. Lors de la visite, le sang coulait encore; Dupuytren fit alors placer au fond de l'alvéole une boulette de charpie imprégnée de nitrate acide de mercure, et soutenue par d'autres boulettes de charpie fortement serrées : l'hémorrhagie fut enfin arrêtée sans retour.

Dans la journée il survint un gonflement assez considérable de la gencive et de la joue, et la malade resta tourmentée d'une soif très vive. Dans la nuit du 12 elle eut des frissons, des vomissemens de matière fétide et noire, et un peu de délire.

Le 13 au matin, le pouls était imperceptible aux deux bras ; les battemens du cœur, insensibles à la main, paraissaient au stéthoscope rapides et tumultueux. La malade était dans un état de demi-assoupissement, elle mourut à midi, sans agonie.

Dupuytren ne laissant pas perdre aux élèves cette occasion d'instruction, commença par simuler l'opération, telle qu'il l'aurait faite sur le vivant. Il fit une incision cruciale sur la tumeur de l'épaule, et trouva que cette tumeur était placée au-dessous du deltoïde qu'il fallut diviser, entre ce muscle et la tête de l'humérus dont le périoste était sain. La dissection des lambeaux fut assez pénible, et l'on s'aperçut bientôt que la tumeur envoyait en arrière un prolongement, qui, se contournant derrière le col de l'humérus, gagnait le creux de l'aisselle et venait au-devant se continuer avec la tumeur antérieure. Quant à celle-ci, située profondément au-dessous du grand et du petit pectoral, elle se portait entre la clavicule et la première côte, remontait ensuite au-devant des scalènes, et venait faire saillie dans le sommet de la cavité thoracique, embrassant dans son trajet l'artère carotide, les vaisseaux sous-claviers, la veine jugulaire, et les cordons du plexus brachial; organes qui tous étaient sains, mais qu'il aurait été impossible d'éviter pendant l'opération, qu'on eut ainsi lieu de s'applaudir de n'avoir point tentée. On procéda ensuite à l'examen des cavités : l'appareil nerveux était sain, ainsi que l'appareil respiratoire.

On trouva quelques traces d'inflammation sur la muqueuse intestinale.

Le péricarde ouvert laissa échapper environ huit onces de sérosité limpide. Le cœur paraissait sain à l'extérieur; mais lorsqu'on eut ouvert l'oreillette droite, pour reconnaître l'état intérieur de cet organe, qu'on présumait sain aussi, on la trouva remplie par un corps mou de la consistance du tissu pulmonaire, dont l'aspect était celui d'un polype fongueux, et dont le tissu, à-la-fois gélatineux et vasculaire, ou pour mieux dire cellulo-vasculaire, était composé de vaisseaux fortement injectés, les uns de sang rouge, les autres de sang noir, et d'une trame celluleuse au milieu de laquelle on remarquait des vésicules remplies de liquides de diverses couleurs. Ce corps remplissait exactement la veine-cave supérieure, laquelle était dilatée dans toute son étendue, au point de présenter la forme d'un *boudin*, excepté au niveau de la première côte où elle offrait un rétrécissement; il s'étendait dans la veine jugulaire jusqu'au-dessus du tiers inférieur du cou, point où cette veine dilatée jusque-là reprenait brusquement son volume normal; enfin, il remplissait le calibre de la veine sous-clavière droite. Partout ce corps adhérait intimement avec la membrane interne de la cavité dans laquelle il était contenu, ou plutôt il était confondu avec cette membrane, de laquelle il paraissait tirer son origine.

Quelle que soit la forme sous laquelle apparaît l'hémorrhagie capillaire, on ne trouve en général d'autres caractères anatomiques que la solution de continuité et l'écoulement du sang; la ténuité des vaisseaux les soustrait à l'inspection du chirurgien, et il est pour lui tout-à-fait impossible de déterminer quelles modifications organiques ils subissent, soit pendant que le sang coule, soit surtout au moment où il cesse de couler. Du reste, les recherches des physiologistes et des anatomo-pathologistes (1) ont appris

(1) Kaltenbrunner, *de l'état du sang et des vaisseaux dans l'inflammation.* (Journal des Progrès.)

que le cours du sang se concentrait vers la plaie, pendant l'écoulement du sang, que la coagulation de ce liquide, à la surface de la plaie, amenait la formation d'un caillot intra-vasculaire communiquant avec le trombus extérieur; qu'alors, après des oscillations plus ou moins longues, le sang reprenait son cours dans les capillaires voisins. C'est à ce moment, ainsi que nous l'avons dit, que la surface traumatique devient le siège des phénomènes qui précèdent la cicatrisation des plaies.

Dans quelques cas enfin le sang, au lieu d'apparaître au-dehors, s'infiltre ou s'épanche dans le tissu cellulaire, se verse à la surface de quelque muqueuse ou s'accumule dans la cavité des membranes séreuses; mais comme ces accidens peuvent être le résultat de la blessure de tous les ordres de vaisseaux, nous en traiterons à part dans un autre lieu.

B. *Par les artères saines.* — Avant de m'occuper des phénomènes locaux, je vais rappeler sur la structure des artères quelques détails nécessaires pour comprendre le mécanisme des hémorrhagies artérielles traumatiques, celui de leur suspension spontanée, ainsi que l'action des moyens hémostatiques.

Trois tuniques, une interne, une moyenne et une externe concourent à former toutes les artères d'un certain calibre, et donnent à ces vaisseaux les propriétés particulières dont ils jouissent.

La tunique la plus intérieure, *tunique interne*, est mince, transparente, lisse et polie, brillante à sa surface, comme une membrane séreuse dont elle diffère pourtant par une sorte de velouté particulier. Elle se déchire ou s'écrase avec la plus grande facilité; elle ne concourt par conséquent en rien à la solidité du vaisseau, et ne sert qu'à faciliter le cours du sang dans son intérieur.

Quelques anatomistes distingués la regardent comme tout-à-fait inorganique; cependant des expériences faites par M. Manec (1) dans ces derniers temps, semblent prouver qu'elle est chargée de la sécrétion d'un produit onctueux, *lymphe plastique*, qui facilite le glissement du sang, et peut jouer un rôle important dans l'oblitération des tubes artériels.

A la vérité, d'autres expériences tendent à prouver que cette tunique ne sécrète pas seule cet enduit onctueux, puisque là où elle a été enlevée artificiellement une sécrétion plus active s'établit sur la surface dénudée de la tunique moyenne. Celle-ci serait-elle donc seule chargée de la sécrétion, dont le produit ne parviendrait que par voie de transpiration dans la

(1) *Traité théorique et pratique de la ligature des artères*. Paris, 1832; in-fol.

cavité des artères et à travers la tunique interne restée inerte? ou bien la sécrétion abondante observée sur le point dénudé de la tunique interne ne provient-elle pas de la dénudation même, et ne doit-elle pas être rapprochée de l'exhalation de lymphe plastique, qui se fait à la surface de toute solution de continuité avec ou sans perte de substance? On sent qu'il n'est pas de mon sujet de savoir si la membrane interne des artères est un tissu vivant ou inorganique. J'adopte pourtant la première opinion que le fait suivant entre autres me semble propre à appuyer :

Obs. III. — En 1816, un négociant belge voulant profiter de son séjour à Paris pour se faire traiter d'une légère difficulté d'uriner, fit appeler Dupuytren qui reconnut un obstacle peu considérable vers la région prostatique du canal, et plaça une sonde à demeure. Pendant la nuit le malade fut agité et retira la sonde. Le lendemain matin il se plaignit d'une sensation d'embarras gastrique : un bain est prescrit; il s'y plonge et meurt aussitôt. Appelé seulement pour faire l'ouverture du corps, je ne trouvai d'autre lésion appréciable qu'une rougeur violacée de la tunique interne de l'aorte, rougeur qui occupait toute la circonférence du vaisseau, depuis son origine jusqu'auprès de la naissance des iliaques primitives, en diminuant insensiblement d'intensité. Il existait en même temps un épaississement considérable de cette membrane dans la même étendue; et son adhérence avec la tunique moyenne était si relâchée, qu'elle s'en détachait elle-même sur les bords de l'incision longitudinale que j'avais pratiquée pour l'examiner, et se roulait de chaque côté vers l'intérieur du vaisseau. La tunique moyenne et l'externe avaient conservé leur aspect lisse, leur couleur, leur consistance membraneuse. Le vaisseau ne contenait ni caillots ni sang fluide. Les cavités droites du cœur et le système veineux central étaient au contraire distendus par du sang noir et coagulé. Outre ceux que la science possède, d'autres faits analogues se sont présentés à mon observation.

La tunique *moyenne* est la plus épaisse ; c'est elle qui donne aux artères leur fermeté et la faculté de rester béantes quand on les a coupées ; elle est dure, élastique, de couleur jaune, et formée de fibres décrivant des segmens de cercles obliques, disposés en plusieurs plans. Suivant M. Manec, les fibres appartenant aux différentes couches qui forment cette tunique, excepté peut-être celles de la couche la plus externe, sont arrangées de telle manière que leur extrémité en passant successivement entre les intervalles des fibres des couches plus profondes, viennent en définitive s'attacher à la membrane interne sur laquelle elles s'insèrent longitudinalement, et parallèlement les unes aux autres. Cette tunique est très fragile et se déchire facilement, soit qu'on la distende en largeur, soit qu'on la tire suivant la longueur du vaisseau.

La tunique *externe* ou celluleuse est à-la-fois la plus souple, la plus extensible et la plus résistante des trois tuniques artérielles. Adhérente à la moyenne à l'aide de filamens très fins et rougeâtres, analogues à ceux qui unissent la tunique moyenne à l'interne, c'est elle qui reçoit d'une manière évidente les *vasa vasorum* destinés à nourrir les parois artérielles. Autour des artères il existe de plus une gaîne celluleuse, formée de filamens intriqués, qui d'une part adhère assez lâchement à la tunique externe du vaisseau, et d'autre part se perd insensiblement dans les parties voisines, de manière qu'il serait difficile de déterminer ses limites précises. Elle est commune aux artères et aux veines collatérales.

Si l'on tire une artère dans le sens de sa longueur, la tunique interne se rompt d'abord, puis le plan interne de la moyenne, puis enfin toute l'épaisseur de celle-ci : la tunique externe se laisse allonger à un très haut degré avant de se rompre. Si on tord l'artère sur elle-même, on observe des gerçures à la membrane interne, puis à la face interne de la moyenne, mais il est difficile d'opérer la rupture complète de l'externe ; si on frappe une artère avec un corps contondant; si on la serre avec une ligature, la tunique interne et moyenne se laissent couper avec une grande facilité, et l'externe résiste encore à l'action de ces causes vulnérantes.

Pendant la vie, la compression exercée sur les artères produit l'adhésion des parois opposées, et la formation d'un caillot au-dessus et au-dessous de la partie comprimée. Suivant que la compression a été médiate ou immédiate, les tissus ambians présentent des différences très grandes sous le rapport du degré d'inflammation qu'ils subissent (1).

Les ligatures, suivant qu'elles sont larges, plates, peu serrées ou étroites, rondes et serrées fortement, agissent comme la compression immédiate, ou bien coupent plus ou moins subitement les tuniques interne ou moyenne. Quand cette rupture n'est pas subite et mécanique, elle arrive par l'effet de la mortification qui suit la constriction. Il y a formation d'un caillot qui remonte plus ou moins haut, et s'organise pour persister dans la cavité du vaisseau aux parois duquel il adhère, ou bien se résorbe peu-à-peu. Ce caillot, très conique du côté du cœur, va

(1) Scarpa *Memorie sulla legatura delle principali arterie*, Pavie, 1817, in-4. — Freer, *Observations on aneurism*; Birmingham, 1807, in-4°, fig

d'ordinaire gagner une ou plusieurs des collatérales voisines par de petits prolongemens flottans dans la cavité du vaisseau. Par son extrémité inférieure il adhère au pourtour de la division des tuniques interne et moyenne. Dans ce lieu, bien qu'il soit un peu resserré, il n'a point la forme conique qu'on lui voit à son extrémité supérieure. A mesure que le caillot se résorbe et disparaît, la cavité de l'artère se rétrécit; ses parois présentent des rides longitudinales, et lorsqu'on détache l'artère du moignon, des fibres transversales, ce qui lui donne un aspect chagriné. L'ouverture inférieure fermée par l'extrémité du caillot qui adhère au point de rupture des tuniques interne et moyenne se rétrécit de plus en plus; le caillot de plus en plus petit dans ce point, n'est plus, quelquefois en moins de deux mois, qu'un petit diaphragme organique de nouvelle formation, placé entre la cicatrice à laquelle il adhère et la cavité du vaisseau qu'il ferme. A en juger par des observations assez multipliées, le vaisseau ne s'oblitère jamais complètement; sur un assez grand nombre de moignons examinés, à cet effet, à des époques diverses, j'ai toujours trouvé un canal central, des parois amincies; et, en bas, un prolongement étendu de la cicatrice au point où la section de l'artère avait eu lieu. Malgré son resserrement, le canal artériel suffit encore à l'alimentation des petites collatérales qu'il fournit. (1)

Les ligatures non serrées, dites d'attente, agissent comme des corps étrangers irritans sur les parois de l'artère dont elles peuvent déterminer l'inflammation, l'ulcération, et la rupture. Les effets de l'inflammation sur l'artère se manifestent par la coagulation du sang dans sa cavité, et alors le fil coupe l'artère sans produire d'hémorrhagie. Mais quelquefois l'action du fil n'enflamme qu'en un point la circonférence de l'artère, et, dans l'intérieur du vaisseau, au lieu correspondant à l'action de l'anse du fil, il se forme un caillot partiel, adhérent, sur lequel ce fil vient agir après avoir ulcéré et détruit les tuniques artérielles. Alors si le fil vient à couper l'artère, il y a une hémorrhagie. D'autres fois une virole, formée par un épanchement de lymphe plastique s'organise autour du fil et l'emprisonne. J'ai fait autrefois, sur les ligatures d'attente, des expériences dont j'ai extrait ces faits. Les ligatures temporaires, maintenues pendant quelques heures, déterminent une artérite et la formation d'un caillot adhérent aux parois du vaisseau.

Tous les autres moyens mécaniques ou chimiques : la torsion, l'écrasement, l'arrachement, l'acupuncture, la cautérisation, produisent un

(1) Voyez la planche.

résultat analogue. On a parlé dans ces derniers temps de l'électro-acupuncture; je craindrais toutefois *a priori* que les effets de coagulation ne se propageassent trop loin.

Bien que la position des principales artères dans les parties les plus profondes des cavités splanchniques, au côté interne des membres, dans le sens de la flexion des grandes articulations, ou au fond de gouttières formées par les muscles et par les os, semble devoir être pour ces vaisseaux un abri contre l'atteinte des corps vulnérans, leurs lésions ne laissent pourtant pas d'être fréquentes. Cependant, ce n'est que depuis peu qu'on a acquis des connaissances exactes sur les modifications anatomiques que subissent les parties affectées.

Le phénomène le plus frappant qui succède immédiatement à la lésion d'une artère, c'est l'effusion de sang dont la violence est proportionnée au volume du vaisseau, aux dimensions de la blessure. Suivant que le vaisseau est plus ou moins superficiel, que le trajet de la plaie est plus ou moins direct, plus ou moins oblique ou sinueux, le liquide s'échappe au dehors, s'infiltre dans le tissu cellulaire ambiant, ou enfin s'épanche à la surface de quelque séreuse ou de quelque muqueuse. Lorsque la quantité de sang qui s'est échappée des vaisseaux est considérable, les phénomènes généraux apparaissent, et la mort ordinairement les suit de près si le malade n'est pas secouru ; mais dans un certain nombre de cas, l'hémorrhagie s'arrête spontanément, par suite d'un travail organique particulier, dont on découvre les rudimens lors même que le blessé a succombé promptement : enfin, quand les secours efficaces ont été administrés, la cicatrisation du vaisseau s'opère encore suivant certaines lois, connues aussi depuis assez peu de temps, et qu'il est important d'étudier pour bien en comprendre le mécanisme, de même que pour apprécier la valeur relative des procédés chirurgicaux.

Les phénomènes des blessures des artères sont variables, suivant que la blessure est petite ou large, longitudinale ou oblique, ou transversale, incomplète ou complète.

Si l'on en croyait les expériences de Home (1), il n'y aurait que les plaies pénétrantes des artères qui pussent exposer à une hémorrhagie, puisqu'il a vu, les deux tuniques externes ayant été détruites sur des chiens, la tunique interne seule résister à l'effort du sang. Mais ces faits, peu en rapport avec la fragilité bien connue de la tunique interne, sont démentis par le cas suivant : Guthrie, ayant eu à traiter une vaste plaie du

(1) *Trans. of a soc. for the improv. of med. and chirurg. Knowl.* vol. X, page 144-5, cité par Meckel.

cou, au fond de laquelle on voyait la veine jugulaire interne ouverte et les parois de l'artère carotide entamées jusqu'à la tunique interne exclusivement, se borna à soulever avec un *tenaculum* les lèvres de l'incision de la veine et à les lier sans interrompre la continuité du canal du vaisseau, et ne fit rien pour la lésion superficielle de l'artère carotide. Huit jours après elle s'ouvrit et le malade succomba à l'hémorrhagie.

Mais revenons aux plaies pénétrantes. La section transversale complète est celle qui a le plus occupé les chirurgiens, et c'est elle que nous étudierons d'abord. Quel que soit le volume de l'artère divisée, aussitôt après sa section complète elle se rétracte et se retire au milieu des tissus. Si elle est d'un très gros calibre, presque toujours l'hémorrhagie qu'elle fournit devient rapidement mortelle; mais quelquefois il arrive qu'une syncope favorable vient suspendre les contractions du cœur, avant que la perte du sang soit incompatible avec la conservation de la vie, et pendant ce temps il se forme un caillot qui bouche la plaie artérielle et suspend pour toujours l'hémorrhagie. Le plus ordinairement pourtant, celle-ci se reproduit et le blessé finit par succomber. Moins le vaisseau est volumineux et plus il y a de chances pour que l'hémorrhagie s'arrête d'elle-même définitivement, et il n'est pas très rare de voir une artère d'un moyen calibre, complètement coupée en travers, cesser spontanément de fournir du sang.

On a diversement expliqué la guérison dans ce cas. J.-L. Petit, qui le premier a fait de ce sujet l'objet de recherches dont il communiqua le résultat à l'Académie des sciences en 1733, attribue l'oblitération du vaisseau à la coagulation du sang. Suivant lui, il se forme à l'extrémité du vaisseau divisé deux caillots dont un entoure cette extrémité, ferme l'ouverture à la manière d'un couvercle, tandis que l'autre pénètre comme une tige centrale dans le calibre du vaisseau jusqu'à l'origine de la première collatérale un peu volumineuse, et oblitère cette partie à la manière d'un bouchon. Ces deux caillots, presque toujours continus, contractent des adhérences de plus en plus intimes, soit avec l'intérieur, soit avec l'extérieur du vaisseau, soit surtout avec son orifice tronqué, à l'aide d'une substance blanche analogue à celle qui réunit les plaies par première intention, puis ils se durcissent graduellement et finissent par apporter un obstacle invincible à la reproduction de l'hémorrhagie.

Cette théorie, vraie en partie, n'embrasse cependant qu'incomplètement les phénomènes dont elle devrait rendre compte; et de plus, l'auteur, attribuant tout à la forme du caillot, a été conduit à des principes erronés sur le choix et l'action des moyens hémostatiques, puisqu'il pense que la compression mérite la préférence sur tous les autres moyens, qu'elle est plus sûre que la ligature, et que lors même qu'on a appliqué cette dernière on doit l'aider de l'action de la compression.

Un peu plus tard, Sauveur Morand modifia par une remarque importante la théorie de J.-L. Petit en annonçant, en 1736, que l'artère éprouve à son extrémité une rétraction accompagnée de froncement, une sorte de crispation qui sert à emprisonner le caillot et à le fixer.

De même que Morand, Sharp adopta la double action du caillot et du resserrement du vaisseau. Mais ces idées furent rejetées par Pouteau (1). S'appuyant d'une part, sur ce que le caillot intérieur a la forme d'un cône qui finit en pointe déliée, et n'oblitère le vaisseau que par sa base; et, d'autre part, sur ce que, dans quelques amputations de la verge et du poignet, il avait vu les artères des corps caverneux et les artères radiale et cubitale rester saillantes à la surface des plaies; il nia la rétraction des vaisseaux et refusa au caillot les dimensions et la résistance suffisantes pour les oblitérer et arrêter définitivement l'écoulement du sang. Pouteau attribue ce résultat à l'épaississement et à l'indura-

(1) *Mélanges de chirurgie.* Lyon, 1760, page 299

tion du tissu cellulaire qui environne l'extrémité du vaisseau, la comprime de toutes parts, et efface son calibre. Déjà, avant Pouteau, Gooch avait nié l'influence du caillot et attribué la suspension du sang uniquement au resserrement des parois artérielles.

Kirkland (1) et White (2) pensent même que le caillot serait un obstacle à la guérison à cause de son peu d'adhérence. Suivant eux, les parois de l'artère se mettent en contact par suite de son resserrement.

Telles étaient les différentes théories par lesquelles on avait cherché à expliquer la guérison spontanée dans les cas de division d'un tronc artériel, lorsque le docteur Jones fit connaître une série d'expériences qui ont donné l'explication de beaucoup de faits jusque-là inexpliqués.

Suivant Jones (3), immédiatement après la section en travers d'un gros vaisseau, il se retire brusquement dans sa gaîne celluleuse; mais l'impulsion du sang, d'autant plus forte que le vaisseau est d'un calibre plus considérable, gêne d'abord cette rétraction. Ce n'est que quand les

(1) Th. Kirkland, *Essays on the method of suppressing hemorrhages from divided arteries*. London, 1763.

(2) *Cases of surgery*.

(3) J. F. D. Jones, *a Treatise on the process employed by nature in suppressing the hemorrhage from divided and punctured arteries*. London, 1805, trad. par C. T. Maunoir (Mélanges de chirurgie étrangère). Genève, 1826, t. III, p. 1 et suiv.

contractions du cœur ont diminué d'énergie par suite de la perte de sang, qu'elle devient aussi complète que possible ; en même temps l'artère se resserre sur elle-même. Dès les premiers momens, le sang en s'échappant avec impétuosité, s'écoule librement au dehors, si la plaie est large ou directe, ou s'infiltre dans le tissu cellulaire ambiant. Aussitôt que l'artère est rétractée d'une manière notable, le sang en traversant le canal formé par la gaîne celluleuse se trouve gêné par les villosités de cette gaîne ; il se forme bientôt un caillot adhérent de toutes parts, et percé à son centre d'un canal par lequel l'hémorrhagie continue, mais qui se rétrécit peu-à-peu par l'addition de nouvelles couches, et finit par s'oblitérer enfin tout-à-fait. Alors l'hémorrhagie cesse, le couvercle de J. L. Petit est formé. Ainsi il y a à-la-fois rétraction, resserrement du vaisseau, et formation d'un caillot ; la formation de celui-ci est singulièrement favorisée par le ralentissement de la circulation.

Vu par l'extérieur, ce caillot semble être la continuation du vaisseau ; mais si l'on fend celui-ci, on peut reconnaître distinctement qu'il occupe la gaîne celluleuse, que tout en oblitérant le vaisseau et se prolongeant sur lui et sa gaîne, en remontant du côté du cœur, il peut aussi s'étendre jusqu'aux interstices celluleux des muscles qui environnent l'artère.

Lorsque la section de l'artère a eu lieu près de l'origine d'une branche collatérale, il ne se forme point de caillot intérieur; il s'en forme un au contraire lorsque l'artère a été coupée à quelque distance de l'origine d'une collatérale; il représente un cône à sommet très allongé et très aigu. Il n'adhère pas au vaisseau excepté par sa base au niveau de l'extrémité de l'artère. Le docteur Jones appelle ce caillot *interne*, par opposition au premier qu'il nomme *externe*.

Mais bientôt, il survient d'autres phénomènes importans, ce sont des phénomènes inflammatoires. Une lymphe plastique versée par les *vasa vasorum* entre les deux caillots les unit, et les faisant adhérer à la tunique interne, prévient définitivement le retour de l'hémorrhagie; elle s'épanche de plus entre les tuniques du vaisseau et dans le tissu cellulaire ambiant; le vaisseau revenant en même temps sur lui-même, toutes ces parties finissent par se confondre en une masse dure, dans laquelle il devient impossible de les distinguer les unes des autres.

Lorsque la plaie des parties molles suppure, alors la lymphe coagulable s'épanche plus au loin autour de l'extrémité du vaisseau, et tout en l'unissant aux parties voisines, l'isole cependant de la surface traumatique.

Les changemens que l'on observe dans le bout de l'artère qui correspond au cœur, se font aussi remarquer dans le bout opposé, avec cette différence pourtant que le caillot externe est plus petit et que son orifice est plus resserré. Il est en effet à remarquer que ce bout est presque toujours la source d'un écoulement de sang; ce liquide s'échappe même en jet, lorsque l'artère blessée reçoit de larges anastomoses; dans le cas contraire, il s'écoule seulement en nappe pendant les premières heures, et alors comme il ne revient dans le tube artériel qu'après avoir traversé les capillaires, il a perdu l'apparence artérielle et pris une couleur noire assez foncée, ainsi que J. Hunter et Guthrie l'ont observé.

Enfin au bout de quelques jours, le caillot externe est absorbé, ainsi que la lymphe coagulable qui s'était épanchée autour de lui; la texture celluleuse reparaît dans les parties indurées; toute la portion d'artère comprise entre la blessure et la naissance de la première collatérale se resserre sur elle-même; ses parois mises en contact finissent par se réunir et se transformer ainsi en une sorte de ligament solide qui diminue graduellement, devient filiforme, et finit par disparaître. Pendant ce temps, les artères collatérales anastomotiques se sont développées en proportion du besoin de la circulation et rétablissent une communication suffisante entre les deux bouts de l'artère divisée.

Les phénomènes qui viennent d'être décrits,

ainsi qu'on se le rappelle sans doute, sont ceux de la guérison spontanée de la division transversale et complète d'une artère abandonnée à elle-même. C'est, suivant le docteur Jones, par le même mécanisme que s'opère la cicatrisation du bout d'une artère, quand l'hémorrhagie a été arrêtée par des moyens artificiels, avec les modifications suivantes : si c'est une ligature, le caillot externe ne se forme pas; si c'est au moyen d'une compression directe exercée par des éponges, de l'agaric, ou des boulettes de charpie, le caillot externe ne se forme pas d'une manière constante, et son développement dépend du degré de pression que l'on a employé. Quant au caillot interne, il se forme toujours, à moins qu'une collatérale ne naisse très près de la blessure. Enfin, toutes les fois que l'hémorrhagie est arrêtée d'une manière solide, on trouve l'ouverture du vaisseau oblitérée par un dépôt de lymphe coagulable.

Mais le docteur Jones ne s'est pas borné à étudier le phénomène de la cicatrisation d'un vaisseau tronqué, il a porté ses investigations sur le mécanisme de la guérison des autres genres de blessures qui peuvent affecter les tubes artériels.

C'est un fait depuis long-temps connu que les hémorrhagies produites par les piqûres ou les sections incomplètes des artères, s'arrêtent souvent plus difficilement que celles qui résultent des divisions complètes de ces vaisseaux. C'est sur la connaissance de ce fait qu'était basée la pratique des anciens, qui complétaient la section des vaisseaux divisés incomplètement (1). C'est d'après la même remarque que de nos jours on achève quelquefois la section de la temporale, quand elle fournit une hémorrhagie difficile à arrêter. Les expériences du docteur Jones ont confirmé ce fait généralement connu.

Le phénomène le plus général, à la suite des blessures dont nous parlons, est l'infiltration du sang au-dessus et au-dessous de la blessure du vaisseau dans le tissu cellulaire qui unit l'artère à sa gaîne celluleuse. Peu de temps après la suspension de l'hémorrhagie, par ce moyen, on trouve que la couche de sang infiltré entre la gaine et le vaisseau s'étend à quelques pouces au-dessus et au-dessous de la plaie, et qu'elle est un peu plus saillante et plus épaisse au niveau de la blessure, qu'elle oblitère, que partout ailleurs. C'est donc ainsi que le fait remarquer le docteur Jones, à une couche de coagulum étendue au loin dans la gaîne celluleuse de l'artère, et non pas seulement à un caillot interposé entre les lèvres de la division, qu'on doit la suspension de l'hémorrhagie.

(1) Celse; lib. v, cap. xxvi.

Si l'artère a été simplement piquée, le sang s'infiltre entre la paroi du vaisseau et sa gaîne, les éloigne l'une de l'autre, détruit le parallélisme existant entre les plaies au moment de l'accident, et bientôt le sang, ainsi retenu, oblitère, en se coagulant, la plaie du vaisseau et suspend provisoirement l'hémorrhagie. Après un certain temps, un épanchement de lymphe coagulable se forme dans la piqûre et devient la base d'une cicatrice solide. Le caillot est résorbé.

Les choses se passent à-peu-près de la même manière, lorsqu'au lieu d'une piqûre il y a une incision de petite étendue. Si cette incision est parallèle à l'axe du vaisseau, sa réunion définitive peut être si exacte qu'après un certain temps on n'en voie plus de trace ni à l'intérieur ni à l'extérieur du tube artériel. Lorsque les plaies sont obliques et surtout transversales, elles restent béantes par suite de la disposition qu'ont les artères à se rétracter suivant le sens de leur longueur, et l'écoulement du sang est d'autant plus difficile à arrêter que la section est plus transversale, et qu'elle entame une plus grande partie de la circonférence du vaisseau. Dans certaines limites, la cicatrisation de la plaie peut encore s'opérer comme dans le cas précédent, c'est-à-dire avec conservation du calibre de l'artère; mais la cicatrice est plus large et moins solide, et bien qu'il puisse encore s'opérer des guérisons durables, cependant les blessés sont plus exposés à voir cette barrière insuffisante céder à l'effort latéral du sang.

Enfin, quand la plaie est fort large, l'épanchement de lymphe coagulable est si abondant, que le calibre de l'artère se trouve oblitéré. Quelquefois encore l'inflammation ramollissant la partie de la circonférence du vaisseau restée intacte, celle-ci, lorsqu'elle est étroite, finit par céder et la division devient complète.

Il est difficile, suivant le docteur Jones, de déterminer quelle sera l'étendue de la plaie qui pourra permettre à une cicatrice de se faire sans oblitération du calibre de l'artère, quelle étendue rendra cette oblitération nécessaire.

Béclard (1) ayant répété les expériences du docteur Jones, a pu vérifier les faits avancés par cet observateur, et il a, de plus, conclu d'une série d'expériences faites sur des chiens:

Que les piqûres et les incisions longitudinales faites aux artères de ces animaux, guérissent par les seuls efforts de la nature, soit que la gaîne celluleuse ait été conservée, soit qu'elle ait été enlevée au niveau de la lésion.

Que les incisions transversales sont toutes mortelles quand l'artère a été dénudée.

Qu'enfin, lorsque la gaîne celluleuse a été

(1) *Mém. de la société méd. d'émulation*, t. 8, pag. 569.

conservée, les plaies transversales, comprenant le quart ou les trois quarts de la circonférence du vaisseau, peuvent guérir spontanément; mais qu'il survient toujours une hémorrhagie mortelle, si la moitié de la circonférence du tube est intéressée.

M. Guthrie (1) a remarqué que le resserrement du vaisseau tronqué ne s'étend pas d'emblée à toute la portion de ce vaisseau comprise entre la section et la naissance de la première collatérale, mais que ce resserrement est progressif et ne se fait d'abord remarquer que vers l'extrémité, dont l'orifice seul se resserre, de telle sorte, qu'en coupant avec des ciseaux une très petite partie de cette extrémité, on reproduit l'hémorrhagie. Il a, de plus, remarqué que le caillot interne de Jones, le bouchon de J.-L. Petit, que Gooch, Pouteau et Kirkland, disent n'avoir quelquefois pas rencontré, ne concourt que d'une manière assez peu efficace à la suspension de l'écoulement du sang. M. Bérard aîné, l'a cherché plusieurs fois en vain dans des artères tronquées après l'amputation des membres.

J'ai répété, il y a environ vingt ans, les expériences de Jones et de Béclard, et les résultats

(1) G. J. Guthrie. *On the diseases and injuries of arteries*. London, 1830, in-8. —Voyez l'extrait de cet ouvrage par M. Bérard aîné (Journ. universel hebdom. de médecine, 1830, t. 1, p. 165.)

que j'ai obtenus ont été à-peu-près conformes aux leurs.

Nous ne pouvons terminer l'étude des causes qui suspendent spontanément l'écoulement du sang, sans dire que de nos jours on a remis leur efficacité en question, et attribué cette suspension à des causes toutes différentes. Il est en effet à remarquer que dans les plaies d'amputation, par exemple, il suffit de lier les troncs principaux, pour empêcher le sang, auquel une multitude de voies restent encore ouvertes, de s'épancher au dehors ; quelle cause s'oppose à son passage par les voies latérales? M. le professeur Velpeau (1), dans un mémoire consacré à traiter cette question, a rassemblé cinquante-neuf cas, où la suspension spontanée de l'hémorrhagie ne peut être attribuée à l'action de la ligature, puisque ce moyen n'a pas été employé; mais sur ces cas, un certain nombre se sont présentés dans des circonstances qui peuvent servir à expliquer ce phénomène. C'est ainsi que dix-huit reconnaissaient pour cause l'arrachement des membres ; or, on sait que, dans ces cas, il n'y a point ordinairement d'hémorrhagie ; dans d'autres, l'amputation a été faite pour une gangrène, affection qui, comme on le sait encore, est sou-

(1) *Recherches sur la cessation spontanée des hémorrhagies traumatiques primitives* (Journ. universel hebdomadaire de médecine, 1830, t. I, p. 144, 488 et t. II, p. 57.)

vent accompagnée de l'oblitération des vaisseaux principaux beaucoup plus haut que le point où la mortification est limitée; on y voit aussi des amputations pratiquées pour des plaies d'armes à feu, la plupart déterminées par le boulet; enfin dans quelques autres observations relatées, on a employé soit la compression latérale, soit des applications d'agaric, de telle sorte que c'est dans le plus petit nombre seulement que l'hémorrhagie, à la suite d'amputations faites dans des conditions où rien ne pouvait faire espérer sa cessation spontanée, s'est arrêtée d'elle-même.

Il semble que, tout bien examiné, cela prouverait seulement que chez l'homme, malgré la moindre plasticité de son sang, les hémorrhagies dépendant de la section complète d'une artère principale peuvent s'arrêter comme chez les animaux, quoique moins souvent, si des observations faites par des hommes graves n'avaient pas appris que, dans certains cas, ce n'est ni le caillot, ni la rétraction, ni le resserrement qui mettent obstacle à l'écoulement du sang. On a déjà vu que Pouteau avait remarqué la suspension de l'hémorrhagie sur des artères pendantes à la surface de la plaie. Koch, père, de Munich (1), dit avoir constaté que liées ou non les

(1) *Sur l'amputation et l'omission de la ligature des vaisseaux*, Journal des progrès, tome XIV.

artères restent entièrement perméables, dilatées, et le plus ordinairement vides jusqu'au lieu de leur section ; depuis plus de vingt-ans il n'a pratiqué aucune ligature à la suite des amputations qu'il a faites. Il rapporte même des expériences remarquables, d'où il semble résulter que de deux artères tronquées, dont l'une a été liée et l'autre est restée libre, la guérison marchera plus vite dans la première que dans la dernière. A quoi tient dans ce cas la suspension du sang ? D'autre part, Guthrie est si convaincu des ressources qu'offrent pour la suspension de l'écoulement sanguin, la formation du caillot et le resserrement de l'artère, qu'il se borne souvent à pincer pendant quelque temps, entre les doigts, les plus grosses artères, ou à placer le doigt sur leurs orifices béants pour arrêter les hémorrhagies les plus fortes.

On sent qu'il n'est point de mon sujet d'examiner les nombreuses hypothèses qui ont été successivement proposées, pour expliquer ces faits remarquables, et qui sont reproduites et discutées dans le mémoire de M. Velpeau, d'autant plus qu'aucune d'elles ne rendant compte d'une manière satisfaisante de ces faits, il faut se contenter de les enregistrer en attendant que des observations ultérieures et plus complètes, viennent en donner l'explication.

Notons toutefois comme une vérité qui paraît

assez démontrée aujourd'hui, que le sang arrivé au lieu de bifurcation d'une artère dont une des branches est coupée, s'engage souvent dans la branche intacte, à l'exclusion de la première.

Quelques faits récemment observés à l'Hôtel-Dieu, sont de nature à prouver que la ligature du tronc d'une artère coupée en travers entraîne non-seulement dans celle-ci la formation d'un caillot qui remonte jusqu'à la collatérale la plus voisine, mais qu'il y a également, dans cette dernière, coagulation du sang. Au bout de quelque temps le coagulum se résorbe dans la seconde d'abord, plus tard et plus lentement dans la première ; alors la circulation propre au moignon est établie définitivement, l'artère principale conservant, ainsi que nous l'avons dit, le calibre nécessaire pour alimenter les petites collatérales qui en naissent jusqu'au point de la ligature.

C. *Par les artères malades.* — Jusqu'ici nous avons supposé sain le tissu des artères affectées de plaies. Quelles modifications apporteraient aux phénomènes que nous avons fait connaître, les altérations pathologiques ? Les expérimentateurs se taisent à cet égard, et les faits ont encore peu parlé.

Supposons en effet qu'une artère ossifiée soit coupée en travers, se contractera-t-elle ? le double caillot s'y formera-t-il? Si on abandonne à elle-même l'artère divisée, le sang qui s'en écoule s'arrêtera-t-il spontanément? Nous manquons de faits pour répondre à ces questions. Mais si, d'un côté, l'absence complète de toute rétraction du vaisseau, par suite de l'altération de ses tuniques, semble devoir entretenir l'écoulement du liquide, ne pourrait-il pas arriver que cette mauvaise disposition fût compensée par la tendance du sang, dans ce cas, à se coaguler et à oblitérer le canal du vaisseau? On connaît mieux les phénomènes locaux qui suivent l'application des ligatures dans le cas dont il s'agit. La pratique chirurgicale a prouvé qu'elles réussissent rarement, parce que les tuniques interne et moyenne, altérées dans leur texture, ne peuvent fournir leur contingent de lymphe plastique nécessaire à la consolidation, et que surtout les plaques incrustées, brisées par la ligature, se relèvent sous forme d'aspérités qui blessent la tunique celluleuse et en provoquent l'ulcération, d'où résultent presque toujours des hémorrhagies consécutives. Dans ces cas, quand on doit employer un moyen hémostatique, il faut que ce soit l'aplatissement du vaisseau, ou qu'à l'imitation de M. Roux et de Dupuytren, on engage dans le tube artériel béant un morceau de bougie ou un cylindre de sparadrap, qui soutienne les parois de l'artère et les empêche de s'affaisser et de se briser sous l'action de la ligature; alors l'oblitération du vaisseau ne peut se faire qu'à l'aide du caillot interne.

Il nous serait assez difficile de dire ce que deviendrait une artère affectée de dégénération stéatomateuse, tronquée, et abandonnée à elle-même; il est probable toutefois que l'altération de la tunique moyenne, en s'opposant à la rétraction du vaisseau, apporterait quelque obstacle à une guérison spontanée; du reste, de même que, pour l'altération précédente, l'expérience a prouvé que les artères affectées de dégénération stéatomateuse supportent mal la ligature.

Si une artère était enflammée, quel serait le résultat de sa section, en supposant qu'on l'abandonnât aux seules ressources de la nature? Nous aurons ici à distinguer deux cas : celui où l'intérieur du vaisseau est le siège de l'inflammation, et celui où l'inflammation affecte les tuniques externes.

Dans le premier cas, ou il ne se manifestera aucune hémorrhagie, ou la suspension spontanée du sang sera facile, puisque suivant la remarque du professeur Cruveilhier, le premier effet de l'artérite est la coagulation du sang et l'oblitération du vaisseau. Ce mode d'oblitération est fréquent dans les cas de gangrène, et il explique en partie le défaut d'hémorrhagie observé alors.

Lorsque l'inflammation siège dans les tuniques extérieures de l'artère, on conçoit que son influence sur la cessation spontanée de l'hémorrhagie doive être plutôt salutaire que nuisible par la propagation de l'inflammation qui a lieu de l'extérieur à l'intérieur. Un homme à qui on avait placé une ligature d'attente autour de l'artère carotide étant mort, on trouva dans l'intérieur de ce vaisseau un petit caillot adhérant au point correspondant à celui vers lequel la ligature avait été en contact avec ses parois.

Mais il n'en est plus de même à beaucoup près, lorsqu'il s'agit d'appliquer une ligature sur une artère enflammée ; son tissu est alors devenu friable et se laisse facilement diviser par le fil. C'est cette considération qui a engagé depuis long-temps Dupuytren et Béclard à faire rejeter les ligatures d'attente de la pratique.

Enfin si nous supposons une blessure infligée à une artère anévrysmatique, il est évident qu'alors les suites de cette blessure, en général graves, le seront cependant plus ou moins, selon que la plaie sera large ou étroite, que l'anévrysme sera ancien ou récent, que les parois de la poche anévrysmale seront tapissées d'une couche de caillots plus ou moins épaisse.

Les fastes de l'art ont conservé un certain nombre d'exemples d'anévrysmes ouverts pour des abcès ; et si cette méprise malheureuse n'a pas amélioré l'état des malades, au moins la mort n'en a pas été la conséquence immédiate dans tous les cas. Quand la plaie était nette et étroite, et les parois de l'anévrysme épaisses, la guérison a pu s'opérer à l'aide de moyens fort simples. J'ai été témoin d'un fait de ce genre : un anévrysme axillaire ayant été pris pour un abcès, un bistouri à lame étroite fut plongé dans la tumeur. Un flot de sang rouge et vermeil s'échappa à l'instant le long des deux faces de la lame, qui dut pénétrer assez profondément avant d'atteindre le foyer ; on retira alors l'instrument en appuyant sur son dos plutôt que sur son tranchant, afin de ne pas augmenter l'incision. Le pouce fut appliqué sur la plaie jusqu'à ce qu'on eût préparé un emplâtre de diachylon gommé, qui fut substitué au pouce. L'écoulement de sang fut arrêté par la réunion de la plaie; mais peu de temps après il se forma au même point une escarre, à la chute de laquelle il se fit une hémorrhagie mortelle.

Nous avons déjà dit que l'expérience avait prouvé l'insuffisance des efforts de la nature pour arrêter les hémorrhagies, lorsque les artères sont dépouillées de leur tunique celluleuse. Nous nous bornerons à mentionner, ici, que la même circonstance rend presque toujours la ligature inefficace. La tunique moyenne et l'interne se laissent couper avant que le travail nécessaire à la suspension du cours du sang ait pu s'établir dans le point correspondant.

D. *Par les veines.* — La structure des veines diffère de celle des artères sous plus d'un rapport.

Leurs parois plus minces et plus flasques sont privées du tissu fibreux qui donne aux artères leur élasticité, leur forme et leur aspect. Elles se composent seulement de deux tuniques distinctes: l'une externe fibro-celluleuse, plus ferme, plus résistante, et cependant très extensible, composée de fibres longitudinales, et à laquelle les veines empruntent leur solidité; l'autre interne, très mince, très lisse, très polie, moins friable, plus celluleuse que celle qui tapisse les artères, forme par ses duplicatures les valvules qui appartiennent exclusivement à cet ordre de vaisseaux sanguins. Il suffit de rappeler les précautions que l'on est obligé de prendre pour faciliter l'écoulement du sang à la suite de la phlébotomie, pour faire pressentir que les hémorrhagies veineuses sont susceptibles de s'arrêter d'elles-mêmes, et les suites de cette opération prouvent encore que les plaies des veines peuvent guérir sans que le calibre de ces vaisseaux soit oblitéré.

On sent toutefois qu'il n'en peut pas toujours être ainsi. Voici ce que les expériences de Travers, qui a spécialement étudié les veines sous ce rapport, ont fait connaître.

Quand on pique une veine dans laquelle le cours du sang est libre, ce liquide ne s'échappe que difficilement par la petite plaie, et en peu de temps la cicatrisation est opérée.

De semblables phénomènes s'observent quand on fait aux parois d'une veine, dans les mêmes conditions, une incision longitudinale ou oblique de peu d'étendue; seulement il y a quelquefois un léger intervalle entre les lèvres de la plaie, et il s'en échappe en petite quantité du sang qui se répand au-dehors, si la veine est superficielle, ou bien, si la veine est profonde, s'infiltre dans le tissu cellulaire ambiant, où il est bientôt résorbé : la cicatrice est plus apparente que dans le cas précédent, quoique encore linéaire. Mais si la plaie, longitudinale ou oblique, a une grande étendue, le liquide s'en échappe d'abord avec abondance; puis, après un certain temps, il se forme sur l'ouverture un caillot ovalaire et aplati qui l'oblitère, tandis qu'une certaine quantité de sang s'extravase dans le tissu cellulaire voisin et dans la gaîne celluleuse, où il se coagule ; et il résulte de là un second caillot extérieur aplati aussi, qui entoure le vaisseau. Au bout de vingt-quatre heures, les lèvres de la plaie, qui a pris une forme ovale, sont renversées en dehors et adhèrent au caillot sans être rouges et sans sécréter de lymphe coagulable. Bientôt de ses bords part une expansion membraneuse fortement unie à la face interne du caillot protecteur qui s'organise assez rapidement, puisque après douze jours on y peut découvrir à la loupe des vaisseaux sanguins en assez grand nombre. Après la formation de cette cicatrice les caillots sont absorbés.

Lorsqu'on fait à une veine une section transversale, le sang s'échappe en plus ou moins grande abondance; et si la solution de continuité dépasse la moitié de l'épaisseur de la veine, l'hémorrhagie s'arrête difficilement; le liquide s'épanche en grande quantité dans la gaîne celluleuse du vaisseau et dans le tissu ambiant, et forme un caillot qui s'interpose entre l'ouverture de la veine et celle de la plaie extérieure; mais les phénomènes de la cicatrisation sont les mêmes que pour les artères. Dans tous les cas, l'étendue du caillot qui bouche la plaie, et celle de la membrane de nouvelle formation qui fait les frais de la cicatrice, est proportionnée à l'écartement des bords de la solution de continuité.

Ces remarques s'appliquent à la cicatrisation des plaies qui ont une étendue égale à celles qui résultent de la saignée soit chez l'homme, soit sur le cheval.

Sur cet animal, la membrane de nouvelle formation reste plus unie, plus transparente et plus extensible que les tuniques du vaisseau; elle se laisse distendre par le sang et forme ainsi des espèces de poches, sur lesquelles les médecins vétérinaires recommandent de ne point faire de saignée, parce qu'il est difficile ensuite de se rendre maître du cours du sang. Sur l'homme, cet effet n'a été que rarement observé. Cette membrane paraît continue avec la tunique interne.

Ainsi, ce qui caractériserait, suivant Travers (1), la cicatrisation des plaies des veines, et la distinguerait du mode de cicatrisation des plaies des artères, c'est que les plaies des veines dont les bords sont en contact se réunissent par première intention : d'abord, à l'aide d'un caillot qui s'interpose entre les lèvres de la solution de continuité, sans faire saillie dans la cavité du vaisseau, puis ensuite à l'aide d'une membrane qui s'organise.

Pendant tout le temps que dure ce travail, on n'aperçoit pas de trace d'inflammation, si ce n'est la tuméfaction des lèvres de la plaie dans l'intérieur du vaisseau. Travers n'a jamais vu de rougeur sur les bords de la solution de continuité qu'à l'époque où la membrane de la cicatrice devient vasculaire. Il n'a jamais vu de lymphe coagulable dans le voisinage du vaisseau.

Ces phénomènes ont été plus clairement décrits par Liston (2). Selon lui, bien qu'il avoue que le tissu qui compose les parois des veines soit

(1) *Sur les blessures et les ligatures des veines.* Œuvres chirurgicales d'Astley Cooper et de B. Travers. Paris, 1829, t. II, p. 68 et 69.

(2) Liston, *Elements of Surgery.* London, 1831, t. I, in-8.

moins propre à la sécrétion au moyen de laquelle la cicatrisation s'accomplit, la réunion de la plaie, lors même qu'elle a lieu par première intention, s'opère par le moyen d'un épanchement de lymphe coagulable.

Quand la plaie a une certaine longueur, on voit au bout de quelque temps ses lèvres, en circonscrivant le caillot qui occupe l'ouverture et qui avait temporairement arrêté l'hémorrhagie, se gonfler un peu, devenir plus vasculaires; elles semblent alors acquérir une propriété de sécrétion en vertu de laquelle se développe une substance membraneuse d'une extrême ténuité, et l'étendue de cette membrane augmente jusqu'à ce qu'elle forme une expansion qui recouvre toute la surface du caillot.

La section transversale et complète des troncs veineux a été employée comme méthode curative des varices. On sait que dans ce cas les dilatations s'effacent peu-à-peu et finissent par disparaître. Mais nous ne connaissons aucune expérience qui ait eu pour objet de faire connaître le mécanisme de la guérison dans les deux bouts du vaisseau.

M. Travers a de plus expérimenté les effets des ligatures appliquées autour des veines. Au lieu de se laisser sillonner circulairement, au niveau du fil comme les artères, les veines se plissent longitudinalement au-dessus et au-dessous du point lié. La tunique interne n'est pas divisée par l'action de la ligature qui laisse seulement une empreinte circulaire que l'on pourrait prendre pour une solution de continuité, si l'on se bornait à un examen superficiel. La tunique externe paraît seule coupée. La partie du vaisseau qui correspond au cœur se vide et revient sur elle-même. La partie opposée est distendue par le sang jusque auprès du point de constriction. Ici, ce liquide forme un coagulum de consistance et d'aspect variable, de plusieurs pouces d'étendue, qui devient bientôt adhérent aux parois du vaisseau.

A l'extérieur, autour de la ligature, se dépose de la lymphe coagulable, qui infiltre le tissu cellulaire ambiant. Vers le neuvième jour, les tuniques de la veine commencent à s'altérer, et du quinzième au vingt-cinquième jour, le fil se détache et tombe. Les extrémités du vaisseau se rétractent et laissent entre elles un intervalle plus ou moins considérable, bien qu'elles restent d'abord adhérentes au tissu cellulaire épaissi par les dépôts de lymphe coagulable.

A la suite d'une expérience faite sur un jeune cheval, et où la ligature ne s'était détachée qu'au vingt-cinquième jour, M. Travers, après avoir constaté les résultats sus-indiqués, reconnut de plus que les extrémités de la veine n'avaient point éprouvé d'autre rétrécissement que celui qui résulte de l'action même de la ligature. En examinant avec soin l'état de la membrane interne, après avoir séparé avec précaution les caillots qui obstruaient l'un des bouts, il ne put reconnaître aucun épaississement des parois ni aucun vestige d'inflammation dans l'une ni dans l'autre partie de la veine.

Suivant Liston (1), l'adhésion de la tunique interne à elle-même n'a lieu qu'au moment où elle est divisée par l'ulcération produite par la ligature. C'est alors seulement que les bords opposés peuvent s'unir entre eux, et que le vaisseau s'oblitère. Nous terminerons en ajoutant que ces divers modes d'action sur le système veineux ont été employés chez l'homme dans des vues thérapeutiques, et que souvent ils ont déterminé des phlébites graves, ou même mortelles.

E. *Artérioso-veineuses.* — Lorsqu'une artère et une veine accolées sont lésées simultanément, et que les blessures ne se correspondent pas, les phénomènes anatomiques doivent se passer pour chacune d'elles, comme si l'autre était restée intacte.

Lors, au contraire, que les ouvertures des deux vaisseaux se correspondent; ou bien le sang passe immédiatement de l'une dans l'autre,

(1) Liston, *Elements of Surgery*, part. 1, p. 327.

et il s'établit une varice anévrysmale, ou bien les vaisseaux conservant une certaine distance entre eux, le sang de l'artère s'épanche dans un foyer intermédiaire avant de pénétrer dans la veine, et il se forme un anévrysme variqueux. On manque d'observations propres à connaître les phénomènes organiques qui président à ce résultat.

§ II. Hémorrhagies traumatiques consécutives.

A. *Capillaires.* — On sent que les caractères anatomiques des hémorrhagies capillaires consécutives, doivent varier suivant la cause qui les produit. Bornons-nous à dire ici que ces caractères sont presque toujours ceux d'une congestion intense dans une plaie qui suppure, ou ceux d'un embarras dans la circulation veineuse, ou ceux enfin de l'affection scorbutique.

B. *Artérielles.* — Ce qui distingue essentiellement ces hémorrhagies de celles qui sont primitives, c'est qu'elles sont toujours fournies par des artères enflammées, et dans lesquelles ont déjà eu lieu, presque toujours, soit naturellement, soit par art, d'une manière plus ou moins complète, les phénomènes locaux qui accompagnent la suspension de l'hémorrhagie; on voit toujours le tissu des artères épaissi par l'épanchement de la lymphe plastique entre les tuniques devenues plus fragiles dans une étendue variable, à partir de la solution de continuité; presque toujours encore on trouve que le caillot a été détaché en partie ou en totalité, par l'effort du sang, soit que dans une artère tronquée trop près de la naissance d'une grosse collatérale, il se soit trouvé trop court pour résister à l'impulsion du cœur qu'une infinité de causes peuvent d'ailleurs augmenter d'une manière anormale; soit qu'une ligature, placée sur une artère malade, ossifiée, stéatomateuse ou seulement dénudée de sa tunique externe, ait entamé, par ulcération ou par gangrène, les parois du tube, avant que le travail nécessaire à la suspension définitive du sang ait pu s'établir solidement.

Dans quelques cas cependant, l'hémorrhagie ayant apparu pour la première fois sous forme consécutive, on ne voit pas aussi clairement les traces du travail dont nous parlons, parce qu'il n'a pas eu lieu; et cependant ces traces existent en partie, parce que, dans ces cas, l'hémorrhagie tenant ordinairement à la chute d'une escarre ou à l'altération du vaisseau, elle est toujours précédée de phénomènes inflammatoires dans les tuniques de l'artère, et que ces phénomènes ont rarement lieu sans que quelques caillots adhérens se soient formés d'avance vers le point correspondant à la solution de continuité. C'est ainsi qu'à la suite des hémorrhagies si fréquentes après les plaies d'armes à feu, ou de celles que provoquent souvent les ligatures d'attente, on rencontre ordinairement en ouvrant les artères qui les ont fournies, un caillot plus ou moins adhérent, plus ou moins bien organisé, vis-à-vis l'ouverture qu'a laissée la chute de l'escarre, ou qu'a produite l'ulcération, caillot qui semble établi dans la prévoyance de l'accident, mais qui s'est trouvé impuissant pour le prévenir, et a été décollé dans une partie de sa circonférence.

Un fait important à établir dans tous ces cas et qui est constant, c'est la friabilité que l'état inflammatoire communique aux tissus, et notamment aux tuniques de l'artère, et qui, s'étendant toujours à quelque distance du lieu affecté, établit d'une manière positive l'indication de découvrir, autant que cela se peut, l'artère dans un autre lieu, quand on veut arrêter l'hémorrhagie consécutive au moyen d'une ligature, pour ne pas s'exposer à voir l'accident se renouveler par la section trop prompte du vaisseau.

C. *Veineuses.* — La difficulté avec laquelle la membrane interne des veines liées adhère à elle-même, explique les hémorrhagies veineuses consécutives qui ont lieu dans quelques cas. Mais on sent que les caractères anatomiques doivent peu différer de ceux que nous avons indiqués comme présidant à la guérison, puisque une hémorrhagie consécutive n'est en quelque sorte qu'une guérison interrompue ; nous nous dispenserons de les reproduire ici.

L'hémorrhagie veineuse consécutive tient souvent à un obstacle à la circulation du sang veineux, et c'est au loin qu'il faut dans quelques cas le chercher. Ce serait nous entraîner hors de notre sujet que d'entreprendre de décrire ici toutes les modifications organiques ou autres, qui peuvent entraver la circulation veineuse. Enfin, nous ne devons pas davantage nous occuper des cas où l'hémorrhagie veineuse se produit, par exemple, comme accident consécutif d'une plaie d'arme à feu, parce qu'elle ne survient qu'à l'occasion d'une phlébite ayant pour but l'élimination de l'escarre, et qu'alors ce sont les phénomènes de la phlébite que l'on observe.

§ III. Des épanchemens du sang.

Lorsque le vaisseau blessé est situé profondément au milieu d'une masse celluleuse facilement perméable, lorsque le trajet qui conduit de la plaie du vaisseau à la plaie extérieure est sinueux, lorsque la plaie des tégumens est très étroite par rapport à celle du vaisseau, lorsque la plaie du vaisseau est elle-même très étroite et ne laisse échapper le sang que par gouttes, enfin, lorsqu'il n'existe pas de plaie extérieure, ou qu'elle a été cicatrisée, le vaisseau continuant de fournir du sang, et celui-ci ne passant pas dans une veine voisine, ce liquide s'épanche à l'intérieur.

Quand la plaie communique en même temps avec quelque surface muqueuse, le sang est rejeté au dehors, imédiatemment, et en conservant les caractères qu'il offre en sortant des vaisseaux qui le fournissent, s'il est versé dans un point rapproché de l'extérieur; plus tard, il est altéré par l'action des organes au sein desquels il pénètre, lorsqu'il rencontre quelque réservoir qui, comme l'estomac, ou l'intestin par exemple, lui permet de s'accumuler. Quand il est versé dans une séreuse, et que la source en est arrêtée, il se rassemble, en général, en une masse qui détermine par sa présence une inflammation adhésive entre les organes qui sont sur ses limites, et se trouve ainsi circonscrite et en quelque sorte isolée; il se développe même dans quelques cas autour de cette masse un véritable kyste plus ou moins bien organisé, et qui paraît destiné à repomper le liquide et à le reporter dans le torrent de la circulation.

Lorsqu'enfin le sang est versé dans le tissu cellulaire, il constitue, ou des infiltrations, ou des collections, qui présentent des phénomènes locaux intéressans, plus compliqués et non moins nécessaires à connaître.

Le sang qui constitue les épanchemens dans

le tissu cellulaire, est fourni par les capillaires, par les veines, ou par les artères. Il est rare qu'une plaie par instrument tranchant, soit l'occasion d'une hémorrhagie par les capillaires, et, par conséquent, d'un épanchement de sang. Le plus souvent, c'est une contusion qui a détruit la continuité des organes et qui est la cause de l'accident qui nous occupe.

Le sang versé par les capillaires s'épanche de tous les points des surfaces divisées, pour se verser dans le foyer commun. Si la texture de la partie est serrée et que l'épanchement se soit fait rapidement, le sang s'infiltre dans le tissu cellulaire qui entoure la solution de continuité extérieure et lui communique une dureté remarquable.

Les altérations anatomiques que l'on observe dans ces cas sont variables comme l'ancienneté du mal. Peu de temps après l'accident, on trouve au centre d'une cavité formée par l'écrasement des tissus dont les lambeaux flottent à la surface de ses parois, une masse plus ou moins considérable de sang homogène et coagulé. Les parties qui entourent cette cavité sont infiltrées jusqu'à une certaine distance et elles ont acquis une très grande dureté. Plus tard, la surface des parois de la cavité accidentelle prend un aspect plus lisse, semblable à celui de certains kystes.

Alors l'épanchement est exactement circonscrit ; presque toujours en même temps, les duretés qui l'environnaient ont disparu à cette époque. La masse de sang épanché a diminué, et sa consistance a augmenté par l'absorption de sa partie la plus fluide. Le tissu cellulaire environnant se trouve infiltré au loin, d'un liquide alternativement rougeâtre, jaunâtre, ou tout-à-fait jaune, et cette coloration est répandue dans tous les sens comme par une sorte d'imbibition. Si le foyer est superficiel, c'est dans le tissu cellulaire sous-cutané que l'infiltration se fait remarquer ; alors la peau est marbrée, dans toute l'étendue de l'infiltration, des teintes alternativement rouge-livide, rouge-brun, bleuâtre, puis verdâtre qui appartiennent à l'ecchymose. Plus tard encore on ne trouve plus au centre de l'épanchement qu'un caillot fibreux et dur, et quelquefois très noir, d'autres fois diversement coloré. Dans d'autres circonstances, on trouve à l'entour de ce caillot une couche de sérosité qui en délaie la surface : quelquefois même ce liquide ne présente plus qu'une masse séreuse au milieu de laquelle nagent quelques caillots fibrineux. Si l'on examine les parties après un certain temps, variable comme l'étendue de l'épanchement, le degré de la contusion, l'activité vitale du sujet, mais qui en général ne dépasse pas cinq ou six semaines, on trouve que l'ecchymose externe a disparu ainsi que le caillot central, et que les parois de la poche sont réunies et confondues.

Toutefois dans d'autres cas, on reconnaît des traces d'inflammation évidente dans les parois du foyer sanguin, et le sang est remplacé par un liquide purulent contenant des caillots en suspension, en un mot, il s'est formé ce que M. Larrey a appelé un abcès traumatique ou sanguin.

Enfin, dans d'autres circonstances, on trouve que le noyau fibrineux central est resté dur et réfractaire à l'action des absorbans; qu'il a changé d'apparence et de couleur; que le kyste qui l'environne s'est aussi mieux organisé, et tels sont les changemens survenus dans quelques cas, dans l'aspect de ces productions morbides qu'il est souvent difficile de reconnaître les restes d'un ancien foyer sanguin. M. Velpeau ne paraît pas éloigné de croire que beaucoup de productions morbides sont le résultat de transformations successives du sang. Les corps étrangers dans les articulations, les kystes du poignet contenant des concrétions, certaines tumeurs fibreuses, pourraient bien suivant ce professeur être rangés dans cette catégorie. Ce qui paraît certain, c'est que certaines tumeurs encéphaloïdes semblent n'avoir pas d'autre origine qu'un noyau fibrineux dégénéré.

Le kyste lui-même subit, indépendamment du sang qu'il renferme, certaines transformations remarquables. Il peut devenir fibreux, cartilagineux et même osseux, et renfermer encore du sang reconnaissable à sa couleur et à son aspect.

Lorsque une veine a été blessée dans des conditions favorables à la formation d'un dépôt sanguin, et que l'hémorrhagie est arrêtée, on trouve que le trajet de la plaie contient du sang noir coagulé ; le liquide a repoussé en partie les parois de ce trajet pour se faire un foyer, et il s'est en partie infiltré dans les tissus voisins, sur la peau, autour des lèvres de la plaie, on remarque un trombus de forme arrondie ou ovale. A partir de la plaie de la peau jusqu'à celle de la veine, on trouve au centre de la masse coagulée des caillots plus mous puisqu'ils correspondent au trajet qu'a suivi le sang, et qu'ils sont formés par la partie du liquide sortie la dernière. Si on lave cette partie centrale, les caillots demi-liquides qui la constituent sont détachés, et le trajet de la plaie est mis à découvert.

Si c'est une artère dont le liquide a fourni le sang épanché, celui-ci est encore répandu dans le trajet de la plaie, dont il a refoulé les parois pour se creuser un foyer, puis infiltré dans les tissus voisins. Sa couleur est d'un rouge brun sous la peau, aux environs de la blessure, et forme un trombus beaucoup plus apparent que dans le cas précédent ; ce trombus est continu à la masse sanguine épanchée et infiltrée qui, d'autre part, prend son origine par un caillot de couleur brun-noirâtre, entre les deux bouts de l'artère, quand elle a été complètement divisée, et dans la cavité même du vaisseau et dans sa tunique celluleuse, quand elle n'est qu'entamée latéralement ; il va sans dire que la plaie offrant au sang la voie la plus facile, c'est dans son trajet qu'il s'écoulera d'abord; à moins de causes particulières, ce trajet formera le point central de l'épanchement ou de l'infiltration ; les caillots qui s'y trouveront seront, de même que dans le cas précédent, formés par un sang plus nouvellement sorti du vaisseau; ils seront conséquemment plus rouges et plus liquides que ceux qui se trouvent à la périphérie de la collection, et qui sont formés par le sang sorti dès les premiers instans de la blessure artérielle. Si l'on coupe en travers cette masse de caillots, on trouve au centre de toutes ces tranches *un point plus ou moins large*, circulaire, d'un brun-noirâtre, rempli par un caillot rouge, et si on enlève ce caillot on trouve un trou bien distinct. Il n'est pas besoin de dire que ce caillot s'étend de la plaie de la peau à celle de l'artère en suivant le canal central que

M. Amussat (1) appelle le canal du caillot et qu'il regarde comme un guide certain pour conduire à la plaie de l'artère.

Quoi qu'il en soit, lorsque l'effusion du sang est arrêtée, l'artère ou la veine devient le siége d'un travail de cicatrisation que nous avons décrit plus haut. La plaie extérieure se ferme, et les parois du foyer sanguin s'organisent en une sorte de surface absorbante, destinée à repomper le liquide, ainsi que nous avons dit que cela avait lieu à l'occasion des épanchemens de sang provenant des capillaires déchirés, et par le même mécanisme.

Lorsqu'à la suite de la blessure d'une artère, le sang s'échappe goutte à goutte et comme en suintant du tube vasculaire, il se forme incontinent une enveloppe aux dépens du tissu cellulaire de la partie, et la maladie n'est plus un épanchement sanguin, mais un anévrysme.

ARTICLE IV.

Causes des hémorrhagies traumatiques.

Tous les agens extérieurs capables de détruire la continuité de nos tissus, peuvent produire des hémorrhagies. C'est ainsi qu'on les voit être l'effet de

(1) Nouvelles recherches expérimentales sur les hémorrhagies traumatiques (*Mémoires de l'Académ. royale de méd.*, 1835. t. v, p. 68.)

l'action des instrumens piquans, tranchans, contondans, de celles des corps lancés par la poudre à canon, des tractions violentes qui arrachent une partie du corps, de l'application du feu et des caustiques.

Chacune de ces causes imprime à l'hémorrhagie quelques caractères particuliers.

Elle est rare après les piqûres, lorsque celles-ci sont produites par des corps simplement piquans comme des aiguilles, quand bien même ces agens auraient intéressé un vaisseau artériel ou veineux de gros calibre; mais elle est plus fréquente si cet instrument est en même temps aigu et tranchant à son extrémité. Dans ces cas, si le trajet de la plaie a une certaine profondeur, on peut voir survenir les phénomènes de l'anévrysme faux consécutif, et même ceux de l'anévrysme faux primitif.

Les instrumens tranchans sont de toutes les causes vulnérantes celles qui produisent le plus facilement les hémorrhagies les plus abondantes; ce sont eux qui font ces plaies nettes et largement ouvertes, qui procurent au sang un libre écoulement au-dehors, et dont la forme rend difficiles les infiltrations et les épanchemens.

Les corps orbes produisent plus souvent des bosses sanguines ou des épanchemens de sang résultant de la division des capillaires, que des ruptures d'artères ou des plaies. Lorsqu'ils agissent néanmoins sur des parties qui sont soutenues par des os, ils peuvent diviser des vaisseaux sans entamer la peau, et alors ils occasionnent ces bosses sanguines dans lesquelles on reconnaît des battemens apparens, ou bien ils produisent des plaies, et dans ces cas encore, ils peuvent couper des vaisseaux en travers; mais souvent alors les orifices de ceux-ci, mâchés, inégaux, quelquefois réduits en escarre, se prêtent mal à la sortie du sang, et l'hémorrhagie ne tarde point à s'arrêter. Dans d'autres circonstances, les corps contondans ne déterminent pas immédiatement la section des parois vasculaires; ce n'est qu'après quelque temps qu'apparaissent pour la première fois, et comme phénomènes consécutifs, des hémorrhagies qui sont dues à la séparation d'escarres résultant d'une forte contusion sans solution de continuité immédiate des parois artérielles.

On dit généralement que les plaies d'armes à feu ne saignent pas : c'est une erreur. Elles saignent au premier moment, lors même qu'elles n'intéressent aucun vaisseau d'un calibre suffisant pour fournir un jet. Elles saignent surtout, et abondamment, quand elles intéressent un tronc vasculaire. L'une des causes qui ont fait admettre cette idée erronée, c'est que la plupart des individus auxquels une grosse artère a été ouverte restent sur le champ de bataille, parce qu'ils meurent avant qu'on ait eu le temps de leur porter secours. La mort est quelquefois très prompte dans ces cas : un de mes camarades tomba frappé à l'aine d'un coup de feu qui lui ouvrit l'artère iliaque à son passage sous l'arcade crurale; aller à lui, le déshabiller pour découvrir la blessure, qu'il indiquait, fut l'affaire d'un instant, et cependant il expira avant que l'on pût placer un doigt sur la plaie pour suspendre l'écoulement du sang. On ne voit donc en général que les blessés chez lesquels l'hémorrhagie s'est suspendue. Mais que l'on se rappelle les épanchemens quelquefois énormes de sang qui se sont faits au sein des parties, le sang qui souille les vêtemens des blessés, leur pâleur, l'état de demi-syncope dans lequel ils sont souvent plongés, et qui offre une des formes de ce que l'on appelle *stupeur générale ;* que l'on se rappelle enfin que les plaies d'armes à feu sont souvent compliquées de déchirures dont les surfaces n'ont pas été mises en contact avec le projectile, et l'on restera convaincu que ces plaies sont, comme celles qui sont produites par d'autres agens, susceptibles de donner lieu à des hémorrhagies graves.

Ce qu'il y a de vrai, c'est que, plus souvent qu'à la suite des piqûres, des incisions et des plaies contuses ordinaires, on voit les hémorrhagies dépendant des plaies d'armes à feu se suspendre d'elles-mêmes, parce que les capillaires, violemment froissés, se crispent et cessent de fournir; parce que les artères dilacérées présentent au sang des ouvertures mâchées, à ords ou à surfaces inégales, bien propres à entraver sa marche et à favoriser la formation des caillots; parce que, enfin, les artères sont souvent arrachées, et nous allons voir que, dans ces cas, une disposition toute particulière de la tunique externe suspend efficacement le cours du sang. Mais souvent cette suspension n'est que temporaire, et au moment où l'inflammation éliminatoire sépare les escarres, l'hémorrhagie reparaît ou apparaît pour la première fois. Guthrie fait remarquer avec beaucoup de raison que de tous les genres de plaies, celles qui résultent d'un coup de feu sont les plus sujettes à produire des hémorrhagies consécutives.

Les plaies par arrachement saignent aussi d'abord; et ce Samuel Wood, qui eut le bras et l'épaule arrachés par l'aile de son moulin, tomba à vingt pas de sa demeure, épuisé par la perte de son sang. Le premier effet de l'arrachement des membres est donc une hémorrhagie, puisqu'il faut quelque temps pour que la tunique externe, rompue plus loin que les autres, et allongée outre mesure, puisse revenir sur elle-même et se tourner en spirale pour fermer la voie au sang; alors seulement l'hémorrhagie s'arrête pour ne plus reparaître.

Enfin l'action du feu ou des caustiques peut, dans quelques circonstances, occasioner des hémorrhagies. On voit quelquefois, au moment où l'on applique le cautère actuel sur une surface saignante, à côté d'une branche vasculaire, celle-ci fournir tout-à-coup un jet provenant de la destruction d'une de ses parois par l'effet du feu. Quelquefois aussi ce phénomène tient tout simplement à l'appel des fluides déterminé par l'action irritante du calorique sur la surface traumatique, et par suite de laquelle le sang s'échappe par de nouveaux orifices, à mesure que l'on oblitère par la cautérisation ceux qui fournissaient auparavant.

Plus encore que les plaies par armes à feu, celles qui sont le résultat de l'action du feu ou des caustiques ne sont guère susceptibles que d'hémorrhagies consécutives.

Nous n'avons dû mentionner ici que les causes dites efficientes. Il est bien entendu que les conditions d'âge, de tempérament, d'idiosyncrasie, qui ont été indiquées précédemment, ont ici toute leur valeur pour favoriser ou contrarier en partie l'action des causes directes.

ARTICLE V.

Symptômes des hémorrhagies traumatiques.

§ Ier. Primitives.

A. *Capillaires.* — Lorsque dans une plaie les vaisseaux capillaires sont seuls intéressés, le sang qu'ils fournissent s'écoule uniformément, et, comme on le dit, en nappe, de toute la surface de la solution de continuité, plus facilement pourtant de ceux qui sont formés par des tissus très vasculaires, que de ceux qui correspondent à des tissus dépourvus de vaisseaux et peu riches sous ce rapport.

B. *Artérielles.* — Quand tous les points de la surface traumatique sont accessibles à la vue, l'uniformité de l'écoulement, la couleur du sang, reconnaissable à son aspect artériel, sont des caractères suffisans pour reconnaître sa source. Lorsqu'il s'écoule au sein des parties, il ne produit plus que les signes de l'épanchement que nous examinerons plus tard.

Dans le cas où une artère d'un certain calibre ayant été ouverte, son orifice correspond à la surface de la plaie, le sang qu'elle fournit s'élance de la blessure en jets vermeils, continus, mais agités de saccades isochrones aux battemens du pouls et qui correspondent à la systole des ventricules. Quand la partie dans laquelle se rend le vaisseau tronqué présente une surface comme celle d'une plaie d'amputation, l'écoulement du sang s'arrête tout-à-fait si on exerce sur le trajet du vaisseau une compression suffisante pour y interrompre la circulation. Si la partie, à laquelle se distribuait l'artère au-delà de sa section, est conservée, on suspend souvent encore l'écoulement du sang, mais pas d'une manière aussi complète, et il n'est pas rare de voir le liquide reparaître et s'échapper, non plus par jets, mais soit en nappe continue, soit par des espèces d'ondulations isochrones aux battemens du cœur; il revient alors du bout inférieur du vaisseau où le versent les anastomoses. Quand celles-ci sont très libres, comme par exemple à la partie inférieure de l'avant-bras, le liquide reparaît sur-le-champ, ou pour mieux dire il ne cesse pas de couler en petite quantité, et il est rouge et vermeil; quand au contraire le sang est obligé de passer par les divisions capillaires pour revenir dans la partie inférieure de l'artère, il sort en bavant et présente la couleur noire et l'aspect du sang veineux.

Si l'artère ayant été incisée seulement dans une partie de sa circonférence et pouvant par conséquent transmettre encore aux organes auxquels elle se distribue une partie du sang qu'elle reçoit, on la comprime entre la blessure et les extrémités, alors le jet du sang venant du bout cardiaque augmente de force et les saccades sont plus prononcées.

Ces caractères sont constans, toutes les fois que le sang en sortant du vaisseau trouve un chemin libre pour arriver au dehors. Mais plusieurs circonstances peuvent cependant les modifier. On sent, par exemple, que si le malade était dans un état voisin de l'asphyxie, le sang, même celui qui s'écoulerait par le bout cardiaque, ne présenterait plus sa couleur rouge caractéristique.

Quand les mouvemens du cœur s'affaiblissent par suite de la perte de sang, le jet est moins fort, mais les saccades restent évidentes jusqu'à la fin; il arrive même quelquefois que le liquide ne sort plus que par jets faibles, interrompus et toujours isochrones aux contractions affaiblies et intermittentes du ventricule gauche du cœur.

Il peut encore arriver que même à la surface d'une plaie accessible de toutes parts à la vue, une artère tronquée complètement et fournissant du sang, ne le projette pourtant pas en jets. Cela tient ordinairement à la rétraction du vaisseau qui, n'arrivant pas jusqu'au niveau de la surface traumatique, se trouve enfermé entre deux parties saillantes qui dévient ou oblitèrent plus ou moins son orifice, décomposent le jet qui s'en échappe, et le forcent à se répandre en largeur au lieu de s'élever en colonne; toutefois, si le vaisseau est peu rétracté, on peut, en visitant avec soin les anfractuosités de la plaie, découvrir son orifice et rendre au jet du liquide son caractère avec sa liberté.

Mais dans quelques circonstances, la plaie extérieure est très étroite ou bien le trajet qui conduit à celle du vaisseau est très anfractueux, ou bien enfin quand l'artère a été lésée par le fragment d'une fracture, ou déchirée dans les efforts de réduction d'une luxation, ainsi que MM. Flaubert et Gibson en ont fait connaître des exemples, il n'y a pas de plaie aux tégumens, et, dans ces cas, ou bien le sang ne s'écoule que difficilement au dehors, ou bien il reste nécessairement renfermé au sein des parties : il s'infiltre alors suivant le mécanisme indiqué plus haut, ou s'épanche dans le tissu cellulaire, et forme ce qu'on appelle improprement un anévrysme faux primitif, ou diffus. Quand il n'existe pas d'ouverture aux tégumens, le liquide suit d'abord le trajet de la gaîne celluleuse du vaisseau ouvert; mais si celui-ci est d'un gros calibre il envahit bientôt la totalité de la partie. Celle-ci devient rapidement volumineuse, pesante, tendue, et prend une couleur marbrée et livide; si on la palpe, on reconnaît bientôt qu'elle est agitée par des secousses intestines, par des battemens plus ou moins profonds, réguliers, isochrones à ceux du pouls; ces battemens sont d'autant plus distincts que la tension est moins considérable. Ordinairement le point qui forme le centre de la tuméfaction du côté du vaisseau, et qui correspond à celui par où le sang s'en échappe, est plus élevé, moins compacte, plus fluctuant que le reste de la tumeur; on y sent plus distinctement les battemens; si on place le doigt sur ce point de manière à le déprimer, et que l'on regarde de côté en prenant au-delà du doigt un point de mire immobile, on voit assez souvent le doigt s'élever et s'abaisser alternativement à chaque battement de la tumeur; souvent encore, les mains appliquées à plat sur ce point, perçoivent une sorte de frémissement formé par la collision de la colonne de sang contre les bords de l'ouverture, et contre les couches de liquide déjà épanché qu'il refoule du centre à la circonférence. L'auscultation peut aussi dans ces cas faire entendre un bruissement plus ou moins fort, et de nature variable.

Quand il y a une plaie, comme nous avons supposé que celle-ci est étroite, qu'elle n'est pas parallèle à la plaie du vaisseau, que celui-ci est profondément placé, il résulte de toutes ces circonstances que le sang ne s'en échappe ordinairement que par intervalles, par l'effet de la contraction d'un muscle ou d'une pression extérieure, ou seulement par suite de la réaction des parois du foyer, lorsqu'elles se trouvent trop distendues. Quelquefois c'est en nappe, d'autres fois, par un jet, que le liquide s'échappe, et suivant le temps qu'il a séjourné au milieu des parties, il est rouge et encore liquide, ou brun et coagulé en caillots, en totalité ou en partie.

Les phénomènes, qui viennent d'être décrits, n'appartiennent pourtant pas à toutes les lésions d'artères profondément situées. Pour qu'ils se produisent, il faut que le vaisseau blessé soit d'un certain volume, et que la plaie, qui lui a été faite, ait assez de largeur pour que le sang en sorte avec facilité. Quand ces deux conditions ne se rencontrent pas, les phénomènes sont nécessairement modifiés et se développent d'une manière moins brusque. Lorsque le vaisseau est d'un petit volume, ou quand la blessure est très étroite, le sang ne sortant que goutte à goutte, ne s'infiltre pas dans le tissu cellulaire ambiant, mais s'épanche dans une poche qu'il se forme aux dépens de ce tissu dont il applique successivement les lames les unes aux autres; et ce n'est souvent que lorsqu'un certain temps s'est écoulé depuis la blessure, que l'on s'aperçoit de l'existence de la tumeur. Celle-ci est placée sur l'artère, circonscrite, arrondie; elle disparaît en partie par l'effet de la pression, elle est agitée par des mouvemens alternatifs d'expansion et de resserrement isochrones aux battemens artériels, mouvemens qui cessent aussitôt que l'on comprime l'artère entre la tumeur et le cœur, et qui deviennent, au contraire, beaucoup plus véhémens quand on comprime le vaisseau entre la tumeur et les parties auxquelles il distribue ses rameaux. Cette affection est un anévrysme faux circonscrit, et il n'entre pas dans mon sujet d'en traiter plus longuement.

L'expérience de tous les jours démontre qu'il faut peu compter sur les efforts de l'organisme pour mettre les blessés à l'abri des accidens graves auxquels les exposent les blessures des artères. Malgré les exemples de guérison spontanée qui ont été cités plus haut, ces cas sont rares, exceptionnels, et, le plus ordinairement, si l'art n'intervient, l'hémorrhagie continue, et lors même que le sang, au lieu de s'écouler au dehors, se dépose au dedans, comme il n'en est pas moins hors des voies de la circulation, le malade éprouve la série des accidens dont il a été parlé, et meurt ordinairement dans l'espace de peu de temps. D'autres fois, surtout lorsqu'il s'agit de la lésion d'une grosse artère, l'infiltration sanguine devient si considérable, et la tension si énorme, que les parties suffoquées en quelque sorte par la compression qu'elles éprouvent, et recevant d'ailleurs peu de sang par les dernières distributions du vaisseau, ne tardent pas à se gangréner. On a vu la mortification survenir au bout de quelques heures. (1)

Dans certains cas pourtant, l'hémorrhagie se suspend par suite d'un travail organique dont le mécanisme a été exposé, et la maladie se réduit aux phénomènes d'un dépôt sanguin.

(1) Hogdson. *Maladies des artères et des veines*. Paris, 1819, t. II, p. 347.

C. *Veineuses.*—Plus nombreuses, plus superficielles, et par conséquent moins abritées que les artères, les veines sont plus souvent que ces dernières atteintes par les instrumens vulnérans; et cependant les hémorrhagies qu'elles fournissent sont plus rares, et n'ont, en général, que médiocrement attiré l'attention des chirurgiens. En effet, tant qu'il n'existe aucun obstacle au cours du sang qui coule dans ces conduits, ce liquide exerce si peu d'efforts contre leurs parois qu'on peut les piquer, les inciser en long dans une certaine étendue, ou même un peu obliquement, sans que ces lésions donnent lieu à aucune hémorrhagie et même souvent à aucun écoulement de sang. Les précautions que l'on est obligé de prendre dans l'opération de la saignée, pour déterminer l'effort latéral du sang contre les parois du vaisseau et sa sortie par la plaie, et surtout la pratique de tous les jours prouvent, ainsi que nous l'avons déjà dit ailleurs, surabondamment cette assertion.

Mais lorsqu'une veine est coupée en travers dans une partie de son calibre, ou dans toute son épaisseur, alors elle fournit du sang, et dans quelques circonstances l'accident est des plus graves. Si, par exemple, la blessure atteint l'un des gros troncs logés dans l'abdomen ou dans le thorax, elle fait ordinairement périr le blessé dans les accidens généraux décrits au commencement de ce travail, sans qu'il soit possible de lui opposer aucun secours utile. M. Breschet (1) a observé, il y a quelque temps, un fait de ce genre sur un jeune homme qui reçut un coup de feu dans la poitrine et eut la veine azygos coupée par la balle.

Quand une section transversale, partielle ou totale, atteint l'une des grosses veines des membres près de la base de ceux-ci, et au moment où elles vont pénétrer dans les cavités splanchniques, ces blessures sont suivies d'une hémorrhagie grave; elles peuvent être même plus dangereuses que la lésion de l'artère d'un membre, lorsque la veine principale est atteinte, parce que si on laisse le sang s'écouler, le malade est exposé à périr d'hémorrhagie, et que si, pour suspendre le cours du sang, on comprime le vaisseau en travers de manière à aplatir ses parois, on expose le malade presque sûrement à la gangrène en bouchant la seule voie par laquelle le retour du sang puisse se faire.

On reconnaît l'hémorrhagie veineuse aux caractères suivans :

Le sang est noir; il s'écoule en nappe et en bavant sur les bords de la plaie, ou en un jet faible et non saccadé; il augmente si l'on tend les parties, ou si les muscles auxquels correspon-

(1) *Répertoire d'Anatomie et de Physiologie*, t. IV, 1827.

dent les radicules de la veine se contractent; si l'on comprime la veine entre la plaie et ses radicules, l'écoulement du sang s'arrête brusquement; il augmente, au contraire, lorsque la veine n'étant divisée qu'incomplètement, on établit une compression sur son trajet entre la plaie et le cœur. Si la veine a été seulement piquée ou incisée, l'écoulement du sang avec les caractères qui viennnent d'être indiqués, n'a lieu que quand on comprime sur le vaisseau et plus près du cœur.

La manifestation et la persistance de l'écoulement de sang veineux tiennent souvent à des circonstances toutes particulières, comme une compression établie par des vêtemens trop serrés, par une tumeur, les contractions intempestives des muscles de la partie, la position déclive et les obstacles à la respiration. Il résulte cependant des expériences de M. Poiseuille (1) que cette dernière cause n'a d'influence que sur les parties sus-diaphragmatiques du système veineux. Quoi qu'il en soit, elle est des plus puissantes, et c'est elle qui, selon les remarques de Dupuytren, occasionne et entretient les hémorrhagies veineuses si souvent incommodes ou dangereuses à la suite de certaines

(1) *Recherches sur les causes du mouvement du sang dans les veines* (Journal universel hebdomadaire de médecine. Paris, 1830, tome I, p. 289 et t. III, p. 97.)

opérations chirurgicales, telles que l'arrachement des tumeurs fibreuses du nez ou du sinus maxillaire, l'opération de la trachéotomie et toutes celles que l'on pratique à la région antérieure du cou, région si abondamment pourvue de veines de toutes les grosseurs; dans ces cas, si on lie un orifice d'un certain calibre on voit souvent le sang sortir par une multitude d'autres vaisseaux jusque-là inaperçus et d'un calibre plus petit : si, dans la même circonstance, l'on tamponne les fosses nasales ou le sinus, presque toujours ce liquide surmonte les digues qu'on lui oppose, et qui d'ailleurs ne sont pas sans inconvéniens. Mais dès que le malade respire d'une manière profonde et régulière, on voit s'arrêter, comme par enchantement, des hémorrhagies quelquefois effrayantes. Il peut arriver pourtant que les inspirations longues et profondes auxquelles on engage les malades à se livrer, ou même tout simplement que l'exercice régulier de la respiration donne lieu à un accident plus grave encore que l'hémorrhagie, quand la plaie affecte une des veines de la partie supérieure du système veineux, surtout lorsque les parois de cette veine étant indurées, elle reste béante comme une artère, ainsi que Delpech l'a observé pour l'axillaire (1), ou lorsque le

(1) Clinique chirurgicale de Montpellier.

vaisseau ayant contracté des adhérences morbides avec les tissus voisins, ou étant lié par des connexions naturelles à ces tissus, comme l'a fait remarquer M. Bérard, il ne peut revenir sur lui-même après avoir été coupé. L'introduction de l'air dans les veines, observée par Beauchène, Dupuytren, et par MM. Græfe, Mott, Clemot, est un accident grave qui tue ordinairement le malade en quelques instans, lorsqu'on n'a pas soin de mettre le doigt sur la plaie, comme l'a fait M. Clemot. Cet accident n'a d'autre rapport avec celui dont je traite qu'en ce qu'il coïncide avec la suspension de l'écoulement du sang.

Les hémorrhagies veineuses, dépendant de causes susceptibles d'être détruites, peuvent être facilement arrêtées. Dès que ces causes sont enlevées, l'écoulement du sang cesse complètement. Il n'y a d'exception à cette règle que pour les cas où il s'agit d'une veine profondément incisée en travers, quel que soit son volume, ou d'une veine principale; alors, en effet, les secours de l'art sont nécessaires.

Dans les cas où l'obstacle à la circulation veineuse ne peut pas être détruit, la vie peut être compromise par la lésion d'une veine même peu considérable.

Certaines affections morbides des veines accumulent dans ces vaisseaux une si grande quantité de sang, que quand ils viennent à être ouverts il en résulte une hémorrhagie abondante et promptement dangereuse. Chaussier, MM. Murat, Velpeau, Grimaud, Amussat, et d'autres ont vu des hémorrhagies mortelles suivre la rupture des varices. A la vérité, ce ne sont pas là des hémorrhagies traumatiques dans l'acception rigoureuse du mot; mais on conçoit qu'une blessure pourrait donner lieu aux mêmes accidens, surtout si quelque cause, comme l'état de grossesse favorisait, ainsi que cela a lieu dans quelques cas, la stase du sang veineux dans les dilatations variqueuses.

Lorsque le sang qui s'écoule de la veine ne se fait pas jour au-dehors, et forme dans le sein des parties des épanchemens plus ou moins abondans, l'hémorrhagie ne peut être alors reconnue qu'aux signes qui caractérisent l'épanchement.

— *Diagnostic des hémorrhagies artérielles et veineuses.* — Il résulte des détails dans lesquels nous sommes entré relativement aux hémorrhagies artérielles et aux hémorrhagies veineuses, que les premières sont essentiellement caractérisées par l'écoulement, en jet ou en nappe, d'un sang rouge qui s'élance par saccades isochrones au pouls, et que l'on suspend en comprimant les vaisseaux entre la plaie et le cœur, tandis que les secondes ont pour symptômes la sortie d'un sang noir qui s'écoule d'une manière continue, et s'accélère dès que l'on comprime entre la plaie et les radicules veineuses. Ces caractères ne sont pourtant pas tellement tranchés, qu'il ne se présente quelquefois des difficultés pour le diagnostic. Nous avons déjà vu que dans quelques cas les mouvemens saccadés du sang artériel sont difficiles à apercevoir; nous avons dit aussi que certaines causes pouvaient altérer la couleur du sang. Nous allons voir maintenant d'autres sources de difficultés.

Dans quelques circonstances, le sang qui s'écoule d'une veine peut fournir un jet saccadé; cela se voit non-seulement quand une veine ouverte est placée sur une artère qui lui communique ses mouvemens, mais encore dans certains cas où l'énergie augmentée des contractions du cœur semble étendre d'une manière évidente son influence jusque sur le cours du sang veineux, de sorte que ce n'est plus seulement, comme dans le cas précédent, un jet continu, d'une force toujours la même, qui se trouve soulevé, secoué, en quelque sorte, par des battemens voisins, c'est un jet alternativement plus fort et plus faible; et si l'on ajoute que quand l'ouverture de la veine est large et l'écoulement du sang rapide, ce liquide, passant trop vite dans les capillaires pour y être suffisamment dépouillé de ses matériaux nutritifs, revient par les veines, conservant en partie sa couleur rouge, on concevra qu'au premier abord on puisse, dans quelques cas, prendre pour une blessure artérielle l'ouverture d'une veine. Beaucoup de jeunes chirurgiens ont été trompés par ces apparences en pratiquant l'opération de la saignée. Si j'en juge par deux cas que j'ai été à même d'observer, la circulation capillaire serait plus libre chez le nègre que chez les blancs, et la circulation veineuse bien plus immédiatement sous l'influence du cœur; car dans les deux cas que j'ai vus, après la saignée, le sang s'échappa en jets saccadés comme ceux d'une artère, quoique moins fortement. Il est pourtant facile d'éviter l'erreur : les veines ne fournissent en général un jet que quand elles sont comprimées entre le cœur et la blessure; si leur canal est libre, le sang ne s'en écoule qu'en bavant; et si alors on comprime sur leur trajet entre leurs radicules et la plaie, le jet est subitement arrêté; c'est le contraire pour les blessures des artères.

D. *Symptômes des hémorrhagies artérioso-veineuses.*—La lésion simultanée d'une artère et d'une veine donne lieu à un écoulement de sang qui présente nécessairement les caractères des deux sortes d'hémorrhagies. Toutefois, pour qu'ils se manifestent, il est nécessaire, ou que la veine soit comprimée au-dessus du point lésé, sans que cette compression soit assez forte pour interrompre la circulation artérielle, ou que cette veine soit d'un volume considérable et entamée ou coupée dans le sens transversal. En un mot, il faut que la veine et la blessure soient dans les conditions nécessaires à la manifestation de l'hémorrhagie veineuse. Ces conditions étant remplies, voici ce qui arrive: Lorsque les vaisseaux lésés sont situés profondément, et que l'ouverture extérieure est étroite, le sang de l'artère et celui qui provient de la veine se trouvent nécessairement mélangés, et si le jet ou le flot ne présente pas la couleur rouge éclatante du sang artériel, il n'offre pas non plus la couleur rouge-noir du sang veineux, il est brun, continu et agité de saccades isochrones aux battemens du cœur, pendant lesquelles il augmente de volume, et passe à une nuance d'un rouge plus clair. Lorsque les vaisseaux sont plus rapprochés de la peau, et que la plaie extérieure est plus large et plus directe, les phénomènes sont plus évidens; d'abord, le jet s'élance avec impétuosité, mais bientôt on s'aperçoit qu'il est strié de rouge vif et de noir ; quelquefois il est composé de deux colonnes accolées et parallèles, ou tournant en spirales l'une autour de l'autre; il se dresse et s'érige pendant la contraction du cœur, diminue et s'abaisse dans la diastole, et, chaque fois qu'il prend de la force, le filet rouge devient plus fort et plus éclatant. Si l'on comprime sur le trajet du vaisseau, entre la plaie et le cœur, assez fortement pour aplatir ses parois, la partie rouge du jet cesse brusquement, la partie noire prend de la force et reste seule apparente, et le jet cesse d'être saccadé. Si, au contraire, on comprime entre l'ouverture et les extrémités capillaires des vaisseaux, le contraire a lieu; la partie noire du jet disparaît, et il ne reste plus qu'un jet rouge, saccadé, artériel en un mot, plus fort, plus impétueux qu'avant l'emploi de la compression. Le sang répandu forme un caillot dans lequel on peut encore reconnaître les alternatives de coloration rouge et noire bien tranchées. Quand le sang provenant de la double lésion d'une artère ou d'une veine s'épanche au sein des parties au lieu de s'écouler au-dehors, ce sont les symptômes ordinaires à l'anévrysme faux primitif qui prédominent.

E. *Des collections de sang.* — D'après ce que nous avons dit, l'effusion du sang résultant de la lésion des vaisseaux sanguins se traduit par deux accidens principaux : l'hémorrhagie externe, ou l'hémorrhagie interne. Nous avons parlé assez longuement de l'hémorrhagie externe, de ses diverses sources, de ses caractères et de ses dangers. Nous avons également parlé de l'hémorrhagie interne qui se verse dans les cavités séreuses et à la surface des muqueuses. Il ne nous reste donc qu'à présenter quelques considérations sur les phénomènes de l'hémorrhagie interne qui se fait dans le tissu cellulaire.

Elle peut succéder à la lésion de tous les ordres de vaisseaux, et se présenter sous plusieurs formes principales.

La première est la bosse sanguine dure, résultat de la simple infiltration du sang dans un tissu dense et serré, par suite de la déchirure des capillaires sous l'action d'un corps contondant. Sa consistance est ferme et assez considérable pour simuler une périostose, quand elle est fixée sur le périoste. Quand elle a son siège sur une partie de texture lâche, elle forme dans le tissu cellulaire une tumeur assez exactement circonscrite, dure et mobile, que l'on pourrait prendre, suivant le temps où on l'observe, pour le commencement d'un phlegmon, ou pour une masse fibreuse ou squirreuse, si ce n'était, dans les premières semaines, l'ecchymose plus ou moins apparente, qui la recouvre et entoure sa circonférence, et plus tard, sa moindre dureté. Les bosses sanguines dures disparaissent ordinairement, soit après quelques jours, soit après quelques semaines, et elles donnent presque toujours naissance à une ecchymose variable dans son étendue.

La seconde forme d'hémorrhagie interne, c'est la bosse sanguine molle : celle-ci est aussi le produit de l'action d'un corps contondant sur des parties soutenues par des os. On les voit par exemple à la surface du crâne, sur les pommettes, sur le sternum, sur les os de l'avant-bras, sur le métacarpe, sur la face interne du tibia. La bosse sanguine molle suppose une solution de continuité dans les tissus placés entre les tégumens et les os, les tégumens ayant cédé sans se rompre à l'action de l'instrument contondant. En touchant les parties, immédiatement après l'accident, on sent un vide répondant à cette section; c'est dans ce vide central que se verse le sang qui reste liquide, même au centre des petits épanchemens, tandis qu'il s'infiltre dans les tissus ou se coagule à la circonférence; de là viennent tous les caractères des bosses sanguines molles. Elles sont en effet, molles, fluctuantes à leur centre, et dures à leur circonférence, et comme l'engorgement et la dureté vont en diminuant par degrés, jusqu'à se confondre insensiblement avec le niveau et la résisistance de la surface de l'os, on a pu quelquefois, sur la tête, prendre ces tumeurs pour des fractures du crâne avec enfoncement des fragmens. Ce fait, connu depuis long-temps, avait fixé l'attention de J.-L. Petit, qui cite plusieurs exemples de méprises de ce genre, et met en garde les praticiens contre elles. L'illusion causée par la dureté inégale des bords du foyer comparée à la mollesse que l'on sent au centre, est d'autant plus grande, que souvent les divisions sous-cutanées conservent la forme de l'instrument contondant qui les a produites, de telle sorte que, quand par exemple, cet instrument a frappé par un bord inégal, la division est elle-même allongée, étroite, à bords inégaux. L'erreur est surtout très difficile à éviter lorsque, ainsi que cela arrive précisément à la surface du crâne, quelqu'une des artères nombreuses qui rampent à la périphérie de cette partie, a été divisée par le coup et verse le liquide qu'elle contenait dans le foyer, en imprimant à toute la masse des battemens que l'on peut confondre avec ceux du cerveau. J'ai vu dernièrement un cas de ce genre sur un jeune homme entré à l'Hôtel-Dieu sans connaissance, pour un coup qu'il avait reçu au-devant du front, et qu'on avait amené comme ayant une fracture du crâne avec enfoncement des fragmens. Je n'ai pu éviter l'erreur qu'en déterminant par un examen attentif le niveau de la surface du crâne, à quelque distance de la bosse et en suivant idéalement la courbe de cette surface jusqu'aux environs de la blessure; alors il me fut facile de reconnaître que les prétendus fragmens occupaient un niveau plus élevé que celui que devait occuper le coronal; je pus ainsi reconnaître que des bords de la fracture simulée on arrivait par une pente insensible à la surface du crâne; enfin, et ceci me paraît important, je pus en prenant la bosse par sa base, lui faire exécuter quelques mouvemens légers de totalité sur la surface du crâne, et les duretés qui simulaient une fracture suivaient ses mouvemens. La marche de ces bosses est assez simple. Quand il n'y a pas de désorganisation des parties, les battemens, s'il y en a, cessent; la tumeur diminue de volume, elle devient ferme, et se résout peu-à-peu en un noyau plus ou moins dur qui finit par disparaître, au moins après un certain laps de temps. On sent que je ne puis m'appesantir davantage sur ces lésions qui ne sont pas à proprement parler des hémorrhagies traumatiques.

Enfin l'hémorrhagie interne se présente sous la forme d'une véritable collection sanguine, elle peut être fournie soit par le sang qui s'est échappé des capillaires, soit par celui qui provient de l'ouverture d'une artère ou d'une veine. Elle peut succéder à tous les genres de lésion qui ont été indiqués précédemment. Quand elle résulte d'une contusion, et quand le siège du mal n'est pas très profond, si l'on est appelé immédiatement après l'accident, on sent quelquefois, comme nous l'avons vu pour les bosses sanguines, dans l'épaisseur des parties, un vide résultant de la division des tissus, qui est très considérable lorsque quelque muscle à fibres longues a éprouvé une solution de continuité en travers. C'est dans ce vide que se forme l'épanchement. D'autres fois la cause vulnérante ayant agi très obliquement, on ne sent pas le vide dont nous parlons, parce qu'il y a eu déchirure du tissu cellulaire plutôt qu'écrasement des parties ; quoi qu'il en soit, il se forme rapidement une tumeur bleuâtre, livide, plus ou moins fluctuante à son centre, presque toujours plus dure à sa circonférence ; il n'est pas rare d'y rencontrer des battemens assez apparens qui sont le résultat de la rapidité avec laquelle le sang s'échappe des artérioles divisées, et qu'il faut bien se garder de prendre pour la preuve de la lésion d'une grosse artère. En effet, au bout de quelques heures, les tissus réagissant contre le liquide, et résistant à l'abord d'une nouvelle quantité, les battemens cessent et la tension succède à la fluctuation. Nous avons vu de quels symptômes s'accompagnait la formation des épanchemens sanguins à la suite des plaies des artères et des veines. Nous supposons l'épanchement formé, et, laissant de côté tout ce qui appartient à la contusion proprement dite, de même qu'aux blessures des artères et des veines dont les caractères ont été exposés, nous allons aborder les phénomènes au moment où l'effusion du sang est arrêtée, où les orifices capillaires sont resserrés, les plaies des veines et des artères oblitérées; en un mot, écartant tout ce qui est meurtrissure du tissu artériel ou veineux, anévrysme faux, primitif ou consécutif, ce qui n'est pas ou n'est plus de notre sujet, nous allons nous occuper de la collection sanguine, considérée en elle-même et comme un résultat de l'hémorrhagie traumatique.

Pendant quelque temps la tumeur semble rester stationnaire, mais ensuite elle paraît augmenter de consistance en diminuant de volume; en même temps la peau se colore des teintes de l'ecchymose, qui bientôt s'étend au loin et dans tous les sens. Quelquefois, mais rarement, on voit la tumeur diminuer graduellement jusqu'à sa disparition complète. Mais le plus souvent surviennent d'autres phénomènes. La fluctuation reparaît plus marquée qu'elle n'était au début, toutefois en pressant un peu sur la tumeur on peut presque toujours reconnaître qu'elle est le résultat du dépôt d'une couche mince de liquide à la périphérie du caillot, car à une très petite profondeur le doigt est arrêté par un noyau plus résistant et qui ne peut être formé que par la partie la plus solide du sang épanché. En même temps la peau s'échauffe légèrement, elle se marbre de teintes livides, rouges ou violettes ; la coloration qu'elle présente s'étend graduellement dans tous les sens, en revêtant toutes les dégradations de couleur qui appartiennent à l'ecchymose. Enfin la tumeur, soit d'une manière lente et progressive, soit après des alternatives d'augmentation de volume, de chaleur, de mollesse, de fluctuation, et de refroidissement, d'augmentation de consistance, de diminution de volume, finit par être réduite à un noyau dur dont l'absorption est souvent fort lente, et qui, dans quelques circonstances, paraît susceptible de devenir le germe de dégénérations diverses. C'est la marche que suit la maladie quand elle guérit par résolution, soit après une contusion, soit après l'oblitération spontanée ou artificielle d'une artère ou d'une veine blessée. On suppose que dans ces cas la surface du foyer se transforme en un organe chargé de résorber le sang épanché, et susceptible de verser autour du caillot, quand il devient réfractaire à l'action des absorbans, une certaine quantité de liquide qui le délaie et facilite son absorption.

A moins que l'épanchement ne soit très considérable, il est fort rare que le travail de résorption, dont nous venons d'exposer les phénomènes, soit accompagné d'une irritation assez intense pour provoquer une réaction fébrile.

Dans quelques cas cependant, l'irritation produite, soit par la présence du sang au milieu des parties, soit par la cause vulnérante elle-même, devient assez vive pour déterminer une inflammation dont la suppuration est le résultat. Alors il se développe ordinairement de la fièvre, et la tumeur prend l'aspect d'un vaste abcès. Souvent une escarre plus ou moins large se forme au sommet du foyer, et c'est à la chute de celle-ci, que la matière, qui le remplit, est évacuée.

Fréquemment il s'ouvre à la manière d'un abcès ordinaire; la matière, qui s'en écoule, est d'abord un peu rouge, mêlée à des caillots noirs, grisâtres ou fibrineux, et quand l'épanchement est la suite d'une contusion, à des lambeaux de tissus gangrénés. Si le foyer est de petite dimension, le pus prend peu-à-peu un bon aspect. Mais quand la collection est considérable, que le sang s'est infiltré au loin dans le tissu cellulaire, l'ouverture d'un foyer de ce genre est souvent suivie de la manifestation de symptômes graves.

L'introduction de l'air dans la cavité morbide altère le pus, et le sang encore inhérent aux organes ou rassemblé en caillots dans les anfractuosités du foyer.

La suppuration devient abondante, sanieuse et fétide; les parois du foyer s'enflamment, la phlogose se propage au loin dans les tissus altérés par l'infiltration du sang. Souvent l'inflammation prend le caractère du phlegmon diffus et se termine par la mortification des tissus affectés. Ces phénomènes graves n'ont pas lieu sans des symptômes généraux; le malade est pris de frissons vagues, irréguliers, et finit par succomber aux accidens attribués dans ces derniers temps à la résorption purulente ou à la phlébite, ou bien encore à la consomption, au marasme et aux accidens colliquatifs qu'entraînent nécessairement la perte du tissu cellulaire sous-cutané et intermusculaire, ainsi que la suppuration interminable qui résulte de l'élimination de ces parties.

Les suites graves que nous venons de décrire doivent être redoutées toutes les fois que l'épanchement sanguin est compliqué de plaie, parce que celle-ci ne saurait être rapprochée avec tant de soin que l'introduction de l'air dans le foyer ne puisse avoir lieu. Il est donc, ainsi que nous le dirons à l'occasion du traitement, de la plus haute importance de prévenir cette introduction toutes les fois que cela est au pouvoir du chirurgien. On doit cependant faire exception en faveur de ces cas rares, où l'épanchement est exactement circonscrit et facile à vider en totalité du sang qui le remplit. Ici, en effet, il est possible de réduire le foyer à l'état d'une cavité simple et disposée à guérir sans accidens. Ces idées fort bien développées par Pelletan (1), sont une des raisons sur lesquelles les fauteurs de la méthode d'Anel, pour l'opération de l'anévrysme, se sont appuyés pour préférer la ligature pratiquée fort loin de la tumeur anévrysmale.

Les phénomènes qui ont été décrits sont ceux que présentent les foyers sanguins en général: mais on conçoit que le siège de ces foyers

(1) *Cliniq. Chirurg*, Paris, 1810.

puisse avoir la plus grande influence sur la facilité avec laquelle on les reconnaît. Quand ils sont profonds, par exemple, bien qu'ils suivent la même marche, les symptômes en sont nécessairement moins apparens et moins faciles à constater. C'est ainsi que, bridés par les aponévroses d'enveloppe, ils ne se manifestent quelquefois que par une tension énorme, et quand la résolution s'opère on ne s'en aperçoit souvent que par la diminution de la tension et de la tuméfaction sans pouvoir reconnaître dans aucun point ni la fluctuation, ni les alternatives de mollesse et de dureté qu'ils présentent dans certains cas. Mais un signe qui ne manque presque jamais, et qui éclaire souvent le diagnostic lorsqu'on le rapproche des circonstances commémoratives, c'est la large ecchymose qui se manifeste tôt ou tard, soit vis-à-vis du dépôt, soit au niveau de ses limites. Ce signe peut pourtant manquer, et alors le diagnostic est encore plus difficile. Nous emprunterons à M. Velpeau un exemple de ce genre.

Obs. IV. — Un homme ayant reçu un coup à la partie inférieure et interne de la cuisse, il lui vint dans ce lieu une tumeur indolente qui s'accrut lentement, mais qui finit pourtant par acquérir le volume d'un petit melon dans l'espace de quelques mois. Elle paraissait alors se dégager d'entre les muscles. Plusieurs praticiens de la capitale ayant été consultés, les avis furent partagés, ou pour mieux dire on hésita entre les idées d'anévrysme, d'abcès froid, d'une maladie de l'os ou d'un dépôt sanguin.

Après de longues irrésolutions, on finit par se décider à ouvrir la tumeur; une petite incision fut faite, et il sortit une grande quantité de sang altéré, de couleur chocolat, mêlé de caillots, et de la sérosité rougeâtre. Bien que l'ouverture pratiquée fût de fort peu d'étendue, la plaie resta long-temps fistuleuse, puisqu'elle ne se ferma qu'au bout d'une année.

On sent que s'il est quelquefois difficile de distinguer les tumeurs sanguines des tumeurs d'une autre nature, il doit l'être plus encore, dans quelques cas, de déterminer la nature même de la tumeur reconnue pour être sanguine, comme nous en allons fournir des exemples.

Dans le cas suivant, la collection sanguine versée probablement par les capillaires seuls, présenta des caractères mixtes qui auraient pu faire naître l'idée d'un anévrysme.

Obs. V. — A la suite d'un coup sur la partie interne de la cuisse, on trouva chez M. le colonel R*, à la partie interne et inférieure de ce membre, une tumeur de quatre pouces de diamètre dans tous les sens, et d'un pouce d'élévation. Elle ne présentait aucune pulsation, mais les battemens de l'artère poplitée étaient plus obscurs. Comme la lésion se trouvait précisément à la hauteur du passage du vaisseau dans l'anneau du troisième adducteur, et que le malade était d'un grand embonpoint, on resta dans le doute sur sa nature, ne sachant pas s'il y avait un anévrysme faux primitif, ou une simple tumeur sanguine. Toutefois, comme le volume de la tumeur n'était pas assez considérable pour exiger une opération immédiate en cas que ce fût un anévrysme, et comme surtout elle ne paraissait faire aucun progrès, on résolut d'attendre, se bornant à employer les réfrigérans et les résolutifs. Dans les six mois qui ont suivi, la tumeur a toujours été en décroissant. (1)

Dans le cas précédent, il y a eu seulement des motifs de douter. Dans celui que je vais rapporter, on verra les symptômes ordinaires de l'anévrysme faux primitif, quoique probablement la maladie n'existât point.

Obs. VI. — Un homme maigre, mais bien musclé, étant occupé à rouler des tonneaux de vin sur la pente rapide du port, eut la jambe droite prise entre celui qu'il roulait et un autre qui descendait derrière lui. Le coup porta sur la région poplitée qui devint à l'instant très douloureuse, et se tuméfia considérablement. Le blessé fut transporté à l'Hôtel-Dieu et couché

(1) Velpeau, *De la contusion dans tous les organes*. Paris, 1833.

dans la salle Saint-Paul. Je l'examinai le soir, et je trouvai le creux du jarret rempli par une tuméfaction considérable qui s'étendait jusqu'à la moitié de la hauteur de la cuisse et à la partie supérieure de la jambe. La tension était médiocre, mais ce qui me frappa, ce furent des battemens très évidens qui agitaient toute la masse de la tumeur, et qui étaient isochrones aux battemens du pouls. La présence de l'artère poplitée dans cette région, sa position sous-jacente à la tumeur dut me conseiller la circonspection, et me tenir en garde contre les causes d'erreur; je procédai donc à un examen des plus attentifs. Les pulsations se faisaient surtout sentir vers la partie supérieure ; mais il ne m'était pas possible, soit sur ce point, soit sur tout autre, de constater le moindre bruissement ; de quelque manière que j'embrassasse la tumeur, mes doigts sentaient un mouvement d'expansion dans tous les sens. Les battemens de l'artère tibiale postérieure explorés derrière la malléole interne, me paraissaient plus faibles que ceux du côté opposé. Bien que ces symptômes ressemblassent plus à ceux d'un anévrysme diffus qu'à une contusion, je conservai des doutes, malgré ces mouvemens d'expansion si évidens; parce que je ne sentais pas ce bruissement particulier qui manque si rarement dans ces cas, et que la médiocre tension des parties aurait dû me permettre de sentir. Pendant la nuit, le membre fut entouré de compresses réfrigérantes et placé sur un oreiller. Le malade fut largement saigné.

Le lendemain, je priai Dupuytren d'examiner le malade avant de l'avoir revu moi-même. Pour lui, les mouvemens d'expansion furent évidens, et il prononça que la ligature de l'artère crurale devait être faite. Pour moi qui avais vu le malade la veille, les battemens étaient moins évidens que le jour précédent, la tumeur avait plutôt diminué qu'augmenté de volume, et elle avait un peu plus de consistance. Je communiquai ces remarques à Dupuytren; en conséquence, il fut décidé que l'on attendrait et que l'on continuerait le système de traitement employé jusque-là. Deux jours après, toutes traces de battemens avaient disparu, et en moins de quinze jours, la tumeur fut tout-à-fait résorbée, et il ne resta plus que les traces de l'ecchymose qui s'étendit en haut et en bas à toute la longueur du membre. On sentait distinctement dans toute la hauteur de la partie profonde du creux du jarret, des battemens de l'artère poplitée; on sentait de même ceux de l'artère tibiale postérieure, et de l'artère péronière.

On conçoit que s'il est difficile de distinguer les épanchemens sanguins capillaires de ceux qui proviennent d'une artère lésée, à bien plus forte raison il doit être difficile de diagnostiquer ceux qui proviennent de la blessure d'un tronc veineux. Le défaut de battemens peut, en général, les faire distinguer de la lésion d'une artère principale, mais rarement d'une hémorrhagie purement capillaire. Cela est impossible dans beaucoup de cas.

§ II. Hémorrhagies traumatiques consécutives.

Avant de parler des hémorrhagies traumatiques consécutives, c'est-à-dire de celles qui surviennent lorsque la période inflammatoire s'est développée, je dois dire quelque chose de ces hémorrhagies qui ne sauraient être rangées parmi les hémorrhagies consécutives puisqu'elles surviennent avant l'inflammation, mais qui apparaissent cependant lorsque déjà un certain laps de temps s'est écoulé entre l'action de la cause vulnérante et l'écoulement du sang.

Ces hémorrhagies paraissent tenir dans plusieurs cas à l'oubli de certaines pratiques dont l'expérience a constaté l'efficacité. C'est ainsi qu'on les a observées assez souvent, parce qu'on avait négligé de lier des vaisseaux, jugés trop faibles et qui fournissaient trop peu de sang, ou bien parce que ces vaisseaux, qui ne laissaient échapper aucun liquide immédiatement après leur division, se sont dilatés et ont fourni abondamment lorsque le spasme a été dissipé. Aussi, les praticiens expérimentés savent qu'on ne saurait apporter trop de soin à la ligature de tous les vaisseaux, et qu'un sage retard dans l'exécution du pansement est le meilleur moyen de prévenir ces hémorrhagies, en permettant de lier tous les orifices vasculaires qui pourraient fournir du sang. Cette pratique de Dupuytren, adoptée par plusieurs chirurgiens, donne les résultats les plus heureux. Au reste, dans ces hémorrhagies, qui surviennent quelques heures après le pansement, comme il n'y a pas encore d'inflammation, la conduite à tenir est la même que dans les hémorrhagies primitives auxquelles elles se rapportent à l'égard du traitement.

Il arrive aussi quelquefois que le sang revient par les anastomoses, parce qu'on a négligé de lier les deux bouts d'une artère divisée, et que quelques heures et souvent quelques instans suffisent pour amener ce retour du sang par le bout inférieur, surtout dans les parties où les communications anastomotiques sont larges et multipliées.

Dans les veines, ces hémorrhagies, qui surviennent quelque temps après le pansement, tiennent quelquefois à une position vicieuse donnée à la partie blessée; dans d'autres cas, c'est dans la gêne qu'apporte à la circulation veineuse quelque pièce d'appareil qu'il faut en chercher la source; c'est avoir indiqué les moyens d'y remédier que d'en préciser la cause.

Les deux premières conditions que j'ai signalées, et d'autres encore que je vais relater, peuvent amener de véritables hémorrhagies consécutives; accidens fâcheux qui viennent troubler l'issue heureuse des plaies, lorsque le chirurgien et le malade s'abandonnent à l'espoir d'une prochaine guérison, et qui affaiblissent en même temps les forces du malade par la perte du sang, et détériorent son moral par la terreur qu'ils inspirent. Ces hémorrhagies consécutives rendent plus difficile la tâche du chirurgien et plus incertains les résultats de l'art, parce que les tissus qui s'enflamment ou sont enflammés ont acquis des qualités nouvelles, et que les vaisseaux sont plus profondément cachés dans les chairs.

Les affections morales vives, la joie, la tristesse, la crainte et surtout la colère, celle de toutes les passions qui accélère le plus la circulation et accroît au plus haut degré les battemens du cœur, peuvent provoquer les hémorrhagies consécutives.

L'impression vive que produisent certains bruits inusités peuvent agir de la même manière. Ambroise Paré avait observé que le bruit du canon les détermine souvent à l'armée.

Les liqueurs spiritueuses prises avec excès avant ou après les opérations peuvent provoquer des hémorrhagies consécutives redoutables.

Il arrive assez souvent, surtout après les opérations, que l'inflammation venant à se développer, le malade est pris de douleur vive dans la partie, d'agitation générale inexprimable, de tension, de chaleur et surtout de pulsations qui semblent soulever et distendre toute la surface de la plaie, et ces phénomènes précurseurs sont suivis d'une hémorrhagie fournie par tous les vaisseaux capillaires divisés. Lorsqu'on lève l'appareil pour y remédier, l'écoulement s'arrête aussitôt que la plaie est libre de toute compression, pour recommencer si l'appareil est réappliqué avec une constriction aussi forte que la première.

Dans d'autres circonstances, c'est parce que la fluxion inflammatoire qui accompagne toute blessure est trop considérable, qu'un écoulement de sang a lieu par exhalation à la surface de la plaie, sans qu'il soit possible de découvrir de vaisseaux plus volumineux les uns que les autres qui fournissent le sang. Dans quelques cas, il existe chez ces malades certaines dispositions constitutionnelles qui les disposent aux hémorrhagies; ou bien, c'est dans la nature même des tissus lésés qu'il faut rechercher la prédisposition à l'hémorrhagie. Tels sont les tissus érectiles, par exemple.

Les hémorrhagies consécutives peuvent encore se manifester, parce que des moyens méthodiques employés de prime abord sont devenus inefficaces, soit que sous l'influence de causes variées la circulation ait acquis un surcroît d'activité, soit que les conditions organiques du blessé le disposent à ces hémorrhagies. Telles sont celles qu'on voit survenir à la chute prématurée d'une ligature ou d'une escarre après l'emploi de la cautérisation; ou bien encore parce que ces moyens méthodiques n'ont pas été convenablement employés. C'est ainsi qu'une ligature trop ou trop peu serrée, qu'une ligature qui embrasse une trop grande quantité de tissus peut devenir la cause d'une hémorrhagie consécutive. Enfin, je signalerai avec tous les praticiens que quand une hémorrhagie consécutive se manifeste, c'est une sorte d'appel à une seconde, à une troisième, etc., parce que le sang devient à mesure qu'il s'en échappe de nouvelles quantités, plus fluide, moins plastique, moins propre à former des caillots solides capables d'oblitérer les vaisseaux, et que les moyens hémostatiques ont moins d'efficacité; la mort peut arriver par épuisement, quand des pertes peu considérables, mais souvent répétées, se sont succédées pendant un certain temps.

Les hémorrhagies consécutives surviennent encore assez souvent après la pourriture d'hôpital et différentes espèces de mortifications, de gangrène.

Elles sont souvent difficiles à arrêter, et ont de la tendance à se reproduire.

On voit des hémorrhagies consécutives chez des individus faibles, scorbutiques; elles sont tardives et paraissent du vingtième au quarantième jour après la plaie. Le sang qui suinte en bavant de la plaie, est d'un rouge obscur, le pouls est faible et lent, ou petit et fréquent, ce qui est plus fâcheux encore. Cette hémorrhagie se fait par le système capillaire.

Hémorrhagies consécutives intermittentes. — Les hémorrhagies traumatiques consécutives expriment souvent l'état général de l'organisme. Sans chercher à expliquer par quels phénomènes physiologiques l'effet se lie à la cause, je rappellerai certains cas où l'hémorrhagie traumatique consécutive, affectant le type intermittent, se montra ou comme un phémomène de la fièvre intermittente, ou comme un effet de la cause qui produit cette dernière, et céda aux moyens qui, dans ces cas, triomphent de la maladie.

Obs. VII. — *Hémorrhagie après une opération de taille* (1). — Un vieillard voit survenir, douze jours après une opération de taille, une hémorrhagie précédée de frisson et de fluxion vers la plaie. Le lendemain, presqu'à la même heure, mêmes symptômes, frisson, chaleur,

(1) *Thèses de Montpellier*, 1852, Daniel, n. 77.

sueur à la suite de laquelle l'hémorrhagie cesse. Delpech reconnaît une fièvre intermittente larvée, il administre le quinquina et l'hémorrhagie ne reparaît plus.

Obs. VIII. — *Extirpation de la langue. — Hémorrhagie intermittente quelques jours après l'opération* (1). — Un jeune homme subit l'extirpation de la langue pour un cancer de cette partie. Au bout de quelques jours survient une hémorrhagie que l'on arrête avec le cautère actuel. Le lendemain, nouvelle hémorrhagie à la même heure. On remarque les mêmes symptômes que dans le premier cas. Le quinquina est administré et l'hémorrhagie ne reparaît plus.

Le fait suivant se rapporte plutôt à une hémorrhagie périodique qu'à une hémorrhagie intermittente.

Obs. IX. — *Ligature de la Carotide* (2). — Le 18 novembre 1821, Johan Konowaloff fut conduit à l'hôpital pour y être traité d'une tumeur érectile volumineuse qui occupait la tempe droite, l'oreille et une partie de la face. La tumeur était lourde, menaçait de se rompre, mais ne causait aucun autre accident. On résolut, pour prévenir la rupture, de lier l'artère caro-

(1) *Thèses de Montpellier*, 1832, Daniel, n. 77.

(2) Arendt, *Journal de chirurgie de Graefe et Walther*, t. IV, p. 80, 1822.

tide primitive, et le soir je procédai à l'opération. Je fis l'incision en dehors du sterno-cléido-mastoïdien ; ce muscle et le sterno hyoïdien furent divisés, et j'arrivai sur la carotide droite. J'étais sur le point de la lier, lorsque la tumeur érectile s'entrouvrit. Une hémorrhagie épouvantable eut lieu ; le malade eut bientôt des vomissemens et des convulsions ; une sueur froide couvrit tout son corps. Tout ce que l'on fit pour arrêter l'écoulement n'empêcha pas le malade de perdre environ trois livres de sang. Pendant ce temps, je me hâtais de faire la ligature de la carotide, et l'écoulement cessa dès que les nœuds furent faits. Le malade redevint tranquille et la plaie fut pansée avec du diachylon : la nuit fut assez bonne, le pouls battait cent cinq par minute.

Le 19, j'ouvris largement la tumeur ; j'en retirai une grande quantité de sang coagulé; j'enlevai une certaine étendue des tégumens externes et un large morceau de tissu spongieux; je plaçai une douzaine de ligatures, je recouvris toute la plaie d'un mélange fait avec parties égales d'alun, de gomme kino, et de gomme arabique. Pendant cette opération, le malade perdit encore beaucoup de sang. La somme totale du sang perdu jusqu'à ce moment peut être évaluée à huit livres. Le malade était faible, son pouls battait cent douze. Le 20 novembre, le malade qui avait passé une mauvaise nuit éprouvait un sentiment douloureux dans la trachée-artère; le côté droit de la face était tuméfié, chaud, douloureux: le pouls battait cent dix-huit: frictions camphrées sur tout le corps, sinapismes aux jambes.

Le 21, amélioration. Le 25, les douleurs de la trachée avaient augmenté, et huit sangsues furent appliquées sur le point douloureux. Le 6 décembre, le malade tousse un peu, les plaies vont très bien; elles sont presque entièrement cicatrisées. Cet état dure jusqu'au 12 janvier. Les plaies de la tête étaient guéries ; celle du cou ne consistait plus qu'en un point fistuleux ; mais tout-à-coup, sans cause connue, survient une violente quinte de toux et un abondant écoulement de sang artériel par la fistule. En deux minutes, le malade avait perdu environ huit onces de sang; l'hémorrhagie s'arrêta spontanément.

Le 11 janvier, juste à la même heure, nouvelle hémorrhagie qui s'arrête spontanément. Le 14 et le 15, même accident. Le 16, point d'écoulement de sang; mais le 18 et le 19, l'hémorrhagie reparut encore pour s'arrêter spontanément. Le malade était si faible que nous désespérions de le sauver ; mais heureusement l'hémorrhagie ne reparut plus : des toniques furent administrés, et le malade sortit complètement guéri le 10 avril.

Obs. X. — *Ligature de l'artère innominée.* —

Hémorrhagie périodique, consécutive, mortelle (1). — La ligature de cette artère fut pratiquée pour un anévrysme. Les pulsations cessèrent dans la tumeur anévrysmale. Immédiatement après l'opération, les artères brachiales et temporales n'offrirent plus de battemens. Aucun accident ne se fit remarquer. Plusieurs semaines s'écoulèrent, le malade allait très bien, la plaie était presque entièrement cicatrisée, lorsqu'il survint plusieurs hémorrhagies périodiques qui furent successivement arrêtées; la plaie qui était presque fermée se reproduisit avec une telle intensité qu'elle enleva le malade le soixante-seizième jour après l'opération. A l'autopsie, on trouva l'artère parfaitement oblitérée. Les hémorrhagies paraissaient avoir été fournies par les bords de la plaie.

Des quatre faits que je viens de rapporter, trois au moins prouvent que des causes générales indépendamment de l'état des troncs artériels divisés et liés, peuvent déterminer des accidens tantôt curables, tantôt mortels.

(1) *Journal de Graefe et de Walther*; t. IV, p. 582.

ARTICLE VI.

Traitement local des hémorrhagies traumatiques.

§ Ier. Primitives.

Pour procéder avec ordre dans l'exposé de cette partie longue et difficile de notre question, nous réunirons dans un seul chapitre les hémorrhagies capillaires et artérielles, nous réservant des considérations à part pour les hémorrhagies veineuses, et nous diviserons les premières, comme nous l'avons déjà fait, en primitives et consécutives.

A. *Artérielles.* — Le traitement des hémorrhagies artérielles primitives comprend deux ordres de moyens : les uns ont pour but de ne suspendre que provisoirement le cours du sang dans les vaisseaux divisés, soit pour arrêter les hémorrhagies, soit pour les prévenir ; les autres tendent à provoquer l'occlusion définitive de ces vaisseaux.

a. *Moyens hémostatiques temporaires.* — C'est par la compression que l'on suspend provisoirement le cours du sang dans les divisions de l'arbre vasculaire. La compression se nomme directe quand elle est exercée à l'orifice du vaisseau divisé : latérale quand on l'établit sur le trajet des artères à plus ou moins de distance de la plaie.

1° *Compression directe.* — Un instinct machinal porte l'homme à placer la main sur une plaie d'où le sang jaillit.

Combien de guerriers n'eussent pas succombé sur le champ de bataille, si leurs camarades ne les eussent secourus par ce moyen : témoin le fait observé par M. Larrey au siège de Saint-Jean-d'Acre : un officier blessé au cou par une balle ne dut la vie qu'à la compression qu'un soldat exerça de suite sur l'artère carotide divisée *clinique chirurgicale*. Rien n'est plus facile que l'emploi de la compression directe : ainsi que le fait observer M. Guthrie, il suffit d'exercer la plus légère pression sur le bout du vaisseau avec le doigt indicateur pour empêcher l'hémorrhagie, même dans une artère volumineuse. Lorsque la plaie est étroite et profonde et que le doigt ne peut atteindre l'orifice de l'artère blessée, la pression doit être assez forte pour éviter que le sang ne s'échappe du vaisseau et ne s'infiltre dans les parties molles.

La chirurgie a tiré profit de ce moyen : lorsque, dans le cours d'une opération, le sang jaillit de plusieurs artères de médiocre volume et dans lesquelles la circulation n'a pu être interrompue par la compression latérale, on fait placer les extrémités des doigts d'un ou de plusieurs aides intelligens sur les orifices des artères et l'on s'oppose ainsi à l'issue du sang jusqu'à ce que l'opération étant terminée on puisse y pourvoir d'une manière définitive. C'est à J. L. Petit qu'on en doit la première idée (tome 1, page 244). Ayant été consulté par un homme qui portait une énorme tumeur sur le côté de la tête et du cou, il en proposa l'extirpation. Personne jusque-là n'avait osé entreprendre cette opération qui paraissait devoir être longue et laborieuse, et pendant laquelle surtout, une multitude de vaisseaux artériels devaient être ouverts. J. L. Petit surmonta ces obstacles : il engagea les consultans à lui servir d'aides, et à placer leurs doigts sur chaque vaisseau à l'instant même où il en opérerait la division. Ce plan étant ainsi conçu et arrêté l'extirpation fut entreprise, et grâce à l'habileté de l'opérateur et au concours des chirurgiens qui l'environnaient, elle réussit parfaitement.

Cette manière d'agir a l'avantage de permettre au chirurgien de continuer l'opération avec rapidité et de ne s'occuper des artères lésées que quand il a entièrement achevé la division des parties. Mais elle offre aussi de graves inconvéniens; l'opérateur se met à la discrétion des aides qui l'environnent; les doigts placés sur les ouvertures artérielles peuvent le gêner pendant qu'il achève l'opération; enfin, ce qui est plus grave, il arrive souvent que lorsque l'on veut arrêter définitivement l'écoulement du sang, on ne trouve plus les extrémités des vaisseaux, rétractées et enfoncées dans les chairs, et que si l'on procède à la réunion des parties divisées, l'irritation appelant plus tard le sang vers la plaie, on voit survenir des hémorrhagies consécutives, toujours défavorables au succès de la réunion, et quelquefois funestes au malade. Aussi préfère-t-on généralement aujourd'hui lier ou tordre les vaisseaux à mesure qu'on les divise.

2° *Compression latérale.* — Elle consiste à aplatir l'artère divisée de manière à la rendre imperméable au sang, en agissant sur une partie de son trajet plus ou moins éloignée de la plaie, et à travers les parties molles qui la recouvrent.

Pour qu'elle puisse être exercée avec succès, il faut que les artères qu'on veut y soumettre soient superficielles et placées dans le voisinage d'os ou de substances assez solides pour lui fournir un point d'appui. Loin de la surface du corps, elles ne sauraient être atteintes, et loin des os, elles échapperaient trop aisément à la compression.

Nous allons indiquer rapidement les principales régions où se trouvent réunies ces conditions favorables :

A la tête; les artères temporales depuis leur passage sur la base de l'apophyse zygomatique, les occipitales, au-dessus du muscle splenius et derrière l'apophyse mastoïde, les frontales sur l'arcade orbitaire, les faciales sur le bord inférieur et sur la face externe du corps de la mâchoire;

Au cou, à la partie moyenne et supérieure de leur trajet, les carotides primitives peuvent être comprimées au-devant de la colonne vertébrale; cependant cette compression ne saurait être très sûre à cause de la mobilité de cette partie du rachis, du peu de largeur et de régularité de sa partie antérieure, ni efficace à cause des anastomoses des carotides entre elles et avec les vertébrales; et d'ailleurs, elle ne pourrait pas être long-temps continuée, à cause des nerfs pneumo-gastriques et de la veine jugulaire, dont elle entraînerait inévitablement la compression;

Aux membres supérieurs; à son passage sur la première côte, l'artère sous-clavière trouve sur cet os un appui immédiat et solide; et sa position superficielle la rend facile à comprimer. L'effort doit être dirigé derrière la partie moyenne de la clavicule, obliquement d'avant en arrière et de dehors en dedans. La clavicule doit être abaissée le plus possible. Toutefois, la mobilité de l'épaule rend la compression difficile et peu sûre en cet endroit.

Camper a connu le premier la possibilité d'arrêter la circulation dans le membre thoracique, en comprimant l'artère axillaire sous la clavicule au-devant de la seconde côte. Cependant on y a renoncé de nos jours, et avec raison, parce que l'artère peut facilement glisser sur le plan oblique que cet os présente, et que d'ailleurs le muscle grand pectoral offre trop d'épaisseur.

L'artère humérale peut être comprimée dans toute sa longueur, mais plus spécialement à la partie supérieure et interne du bras où elle n'est séparée de l'humérus que par le muscle coraco-brachial.

A l'avant-bras les artères radiale et cubitale superficiellement placées vers le tiers inférieur du membre et presque immédiatement appliquées sur les os, dont le carré pronateur les sépare, peuvent y être facilement comprimées.

Au tronc. — L'aorte peut être comprimée contre la portion lombaire du rachis, à travers la paroi antérieure de l'abdomen, facile à refouler chez les individus maigres et chez les femmes après l'accouchement. John Bell, Astley Cooper, le professeur Roux l'ont tentée avec plus ou moins de bonheur dans des cas d'hémorrhagies traumatiques, et M. Baudelocque neveu l'a appliquée au traitement des hémorrhagies utérines qui surviennent après l'accouchement. (V. *Mémoire présenté à l'Institut.*)

L'artère iliaque externe peut être également comprimée en refoulant la paroi abdominale contre le bord interne du muscle psoas; elle l'a été avec succès dans un cas de blessure de cette artère, publié par M. le professeur Velpeau. (1)

Aux membres inférieurs. — La crurale, à son origine, est appuyée sur la branche horizontale du pubis, dont la sépare seulement le muscle pectiné; elle est très superficielle lorsque la cuisse est placée dans l'extension, et peut être facilement comprimée en cet endroit; il en est de même de cette artère à la partie moyenne de la cuisse. Là, en effet, le muscle, vaste interne, la sépare du fémur, et quand l'effort compresseur est dirigé obliquement en dehors et en arrière, l'artère refoulée vers les adducteurs peut difficilement en éluder l'action.

La compression de cette artère, surtout au pli de l'aine, est presque exclusivement employée aujourd'hui quand on veut suspendre temporairement le cours du sang dans le membre inférieur.

Certaines artères, bien que placées au sein de parties très mobiles, peuvent être facilement comprimées; telles sont celles qui occupent les parois d'une cavité, comme la labiale dans les lèvres, l'épigastrique dans la paroi abdominale.

On emploie, *pour exercer la compression tem-*

(1) *Nouv. Elémens de Méd. opérat.* tom. 1, pag. 175.

poraire, les doigts ou divers intrumens mécaniques.

a. *Doigts.* — Après s'être assuré de la situation de l'artère, et de la direction du plan plus ou moins solide sur lequel elle repose et qui doit servir de point d'appui à la compression, le chirurgien ne doit pas oublier que pour être facile et sûre cette compression doit être perpendiculaire à ce point d'appui, et qu'il n'est pas nécessaire d'un grand effort, pourvu qu'il soit exercé d'une manière convenable.

Il est indifférent de se servir du pouce ou des autres doigts. Si l'on emploie le pouce, on l'applique en travers du vaisseau, et l'on comprime comme si l'on appuyait sur un cachet; si l'on fait usage des doigts on les range le long du trajet de l'artère, tandis que le pouce est appuyé sur le point opposé de la partie, ou sur quelque saillie voisine. Lorsque la compression doit être long-temps continuée, il est bon, pour éviter la fatigue, que le chirurgien y fasse concourir le poids de son corps en s'inclinant sur le bras qui comprime, ou bien encore qu'il place les doigts de la main qui est libre au-dessus de ceux qui pressent sur le vaisseau. Ce mode de compression est le plus simple et le plus efficace quand il est exercé par une main intelligente et ferme; il présente l'avantage de n'arrêter le cours du sang que dans le vaisseau qu'il importe de comprimer ; les tégumens et le tissu cellulaire qui le recouvrent ne sont ni fatigués ni contus ; quels que soient les mouvemens du malade, les doigts suivent l'artère et continuent de l'aplatir ; enfin, si, dans le cours d'une opération, le chirurgien a besoin qu'un jet de sang lui fasse connaître la situation exacte des vaisseaux qu'il vient d'ouvrir, l'aide soulève légèrement les doigts et les réapplique aussitôt, ce qui est plus facile et plus rapide que de relâcher et de resserrer des instrumens plus ou moins compliqués.

b. *Pelote*. — Quelques chirurgiens substituent aux doigts une pelote allongée, simple ou surmontée d'un manche, qu'ils placent sur le trajet du vaisseau et par l'intermédiaire de laquelle ils le compriment. Ce moyen, déjà plus compliqué que celui dont il vient d'être question, est aussi moins avantageux : car, sans rien ajouter à la force de la main, il n'est pas, comme les doigts, un instrument sentant, et ne peut suivre avec autant de célérité tous les mouvemens du membre, reconnaître et comprimer l'artère dans toutes les situations et suivant toutes les directions qu'elle peut affecter. Ces inconvéniens sont encore plus marqués quand on surmonte la pelote d'un manche et qu'on en fait une espèce de cachet dont les extrémités peuvent se déplacer, et que l'on ne maintient jamais, sans de grandes difficultés, dans la même direction.

c. *Le garrot.*—Cet instrument est d'un emploi facile. On applique sur le trajet de l'artère une pelote, après avoir entouré le membre d'une compresse épaisse destinée à garantir la peau. Par-dessus le tout, on place un fort lacs dont on entoure deux fois le membre sans le serrer, et dont on noue les deux chefs sur le point opposé à la pelote. On engage entre la compresse et les deux circulaires que forme le lacs, et au-dessous du nœud, une plaque d'écaille ou de cuir bouilli, destinée à empêcher que les tégumens ne soient pincés pendant la torsion du lacs; puis on passe sous le nœud, et par conséquent sur la plaque, un bâtonnet ou un levier qu'on engage jusqu'à sa partie moyenne, et qu'on fait tourner ensuite en moulinet. Le lacs est tordu sur lui-même; le cercle qu'il forme est rétréci, la pelote fortement appuyée sur l'artère, et le cours du sang suspendu.

Cet instrument n'est employé qu'au bras ou à la cuisse dans le cours des amputations; il agit d'une manière exacte et sûre; mais 1° Il a le grave inconvénient de comprimer toute la circonférence du membre, d'où obstacle au retour du sang, et hémorrhagie veineuse à la surface de la plaie; 2° Il ne permet pas de lever et de rétablir facilement la compression lorsqu'il est besoin de révéler par le jet du sang les orifices des artères divisées; 3° lorsqu'il est placé trop près du point où l'on veut amputer, il empêche la rétraction des muscles, ainsi que Louis l'a depuis long-temps fait remarquer.

d. *Le tourniquet de Petit.* — Il se compose de deux plaques carrées, un peu cintrées, pouvant s'écarter ou se rapprocher l'une de l'autre à l'aide d'une vis de pression; sous l'une d'elles est fixé un coussin : une autre pelote libre et un lacs fixé aux plaques complètent l'appareil. Les plaques étant rapprochées, on applique le coussin qui revêt l'une d'elles sur le trajet de l'artère, et on l'y tient immobile d'une main, tandis que de l'autre on entoure le membre avec le lacs, dont on engage l'extrémité libre dans la boucle qui termine l'autre bout; la seconde pelote est placée à l'extrémité opposé du diamètre du membre. Le membre ne doit être d'abord que médiocrement comprimé à l'aide de la boucle; mais, faisant bientôt tourner la vis de pression, on écarte les deux plaques, et l'on exerce une compression assez forte pour que le cours du sang soit tout-à-fait interrompu dans l'artère.

Les avantages du tourniquet de Petit sur le garrot sont évidens; il peut être placé et enlevé avec facilité; il occupe peu d'espace; il n'exerce de compression capable de suspendre le cours du sang que sur deux points. Cependant, il offre encore l'inconvénient grave, dans certains cas, de s'opposer à la rétraction des muscles, et nous pensons encore que les doigts du chirurgien ou d'un aide intelligent doivent lui être préférés.

c. Nous en dirons autant du ***compresseur*** de Dupuytren et de quelques autres instrumens, trop compliqués ou trop embarrassans pour devenir jamais d'un usage habituel, surtout quand on veut n'arrêter que temporairement le cours du sang dans un membre.

B. ***Moyens hémostatiques définitifs.*** —Ceux-ci ont pour but d'oblitérer le calibre des artères divisées, en y développant les phénomènes de la cicatrisation. Il en existe un grand nombre.

1° ***Réfrigérans.*** Les plus en usage sont l'air, à l'action duquel on expose les parties, et l'eau plus ou moins froide, dont on fait, suivant le besoin, des aspersions, en la projetant ou la faisant tomber divisée et en forme de pluie; des affusions, en la versant avec abondance; des lotions, au moyen d'une éponge ou d'un linge mouillé; des applications, en laissant en contact avec les parties des compresses imbibées de ce liquide, ou en l'enfermant sous forme de glace pilée, dans une vessie qu'on applique et qu'on enlève alternativement pendant quelques minutes, afin d'éviter la congélation des parties que ne manquerait pas de déterminer un froid continu; enfin, des injections, en l'introduisant au moyen d'une seringue, dans quelques conduits ou dans quelques cavités. Les réfrigérans offrent de nombreux avantages lorsqu'ils sont employés avec discernement. La chirurgie, pourvue de moyens plus sûrs et dont l'action est plus prompte, ne s'en sert plus guère dans le cas d'hémorragie extérieure, que dans le dessein de hâter la cessation d'un écoulement de sang qui tend naturellement à finir; mais elle en retire les plus grands services lorsqu'il s'agit d'une hémorrhagie interne à laquelle on ne peut opposer d'autre moyen que de chercher à exciter directement la contractilité du tissu de la peau, afin de déterminer par sympathie, le resserrement des extrémités vasculaires intérieures.

Mais leur emploi offre deux inconvéniens principaux : le premier, c'est de laisser les malades exposés à la récidive de l'hémorrhagie, par l'effet du retour de la chaleur dans les parties, et quand le spasme déterminé par l'impression du froid a cessé; le second, et le plus grave, c'est d'occasioner souvent, par suite du refroidissement général et subit qu'ils produisent, et de la répercussion de la sueur plus ou moins copieuse que détermine toujours une hémorrhagie abondante, des inflammations intérieures souvent mortelles.

2° ***Absorbans.*** Ce sont des substances qui, appliquées à une surface saignante, ont la propriété de se pénétrer du sang qui s'écoule, de se l'incorporer, et de former avec ce liquide un composé solide et adhérent, qui s'oppose à son écoulement ultérieur.

La plupart de ces substances sont molles et spongieuses : telles sont, la charpie, la toile d'araignée, l'amadou ou agaric de chêne, etc. D'autres sont à l'état pulvérulent ; telles sont les poudres de colophane, de lycopode, de sang-dragon, etc. Les premières ont assez de consistance pour être employées seules. Les autres, au contraire, ont besoin qu'on leur donne, en quelque sorte un corps ; c'est ordinairement une boulette de charpie, qu'on en imprègne et qu'on place ensuite sur la plaie. Malgré la vogue dont jouirent les absorbans, au siècle dernier et dans l'Académie de chirurgie, ils ne sont guère aujourd'hui mis en usage, que pour tarir les hémorrhagies en nappe.

Souvent ils ne réussissent que secondés par la compression, et presque toujours ils ont d'assez graves inconvéniens ; ainsi, ils s'opposent à la réunion immédiate des plaies qu'ils forcent à suppurer ; ils s'attachent fortement aux parties, dont ils ne se séparent quelquefois qu'avec difficulté et au bout d'un temps assez long ; enfin, en se combinant avec le sang, ils forment à la surface des plaies un corps dur qui peut contondre et blesser les parties avec lesquelles il est en contact.

3° *Styptiques ou astringens*. On a réuni sous ce nom, les substances qui ont la propriété de condenser les tissus vivans, et de favoriser la coagulation du sang qui s'en écoule.

Pendant long-temps ils ont été employés à l'état solide contre les hémorrhagies qui suivent les opérations. Le sulfate de cuivre, l'alun, divers trochisques dans lesquels l'arsenic entrait en petite proportion, etc., furent mis en usage, et introduits, soit dans le calibre des vaisseaux, soit dans les chairs qui les environnent. C'est avec raison, qu'on les a depuis long-temps bannis de la pratique; en effet, bien que la plupart d'entre eux que l'on regardait comme de simples astringens, soient de véritables caustiques, ils ne sont efficaces qu'autant que l'on soutient leur action par une compression méthodique; et alors même ils augmentent l'irritation; ils laissent les malades exposés aux hémorrhagies consécutives, et le chirurgien ne saurait compter en aucune façon sur la solidité de l'obstacle qu'ils apportent à l'effusion du sang.

La seule forme sous laquelle on emploie aujourd'hui les styptiques, est l'état liquide; l'eau vinaigrée et alumineuse, les solutions de sulfate de fer et de cuivre, l'eau de Rabel sont les plus usités. Indiqués dans les mêmes cas que l'eau froide, et pouvant être employés de la même manière, ils ont une action plus énergique et plus continue ; mais ils ont l'inconvénient de causer des inflammations plus vives.

4° *Caustiques.* La ligne qui les sépare des styptiques n'est pas parfaitement tranchée. Aussi quelques-uns d'entre eux, tels que la plupart des oxides métalliques, le sulfate de fer, l'alun, le sulfate de cuivre, les acides très étendus, dont l'action peu vive se borne long-temps à resserrer, à crisper les tissus avant de les désorganiser, ont été regardés par les uns comme de simples styptiques, et par d'autres comme des caustiques véritables : mais il est certaines substances dont l'action est plus vive, et dont la causticité n'est pas douteuse; tels sont, avec des degrés différens d'activité, le nitrate d'argent fondu, le chlorure d'antimoine ou de zinc, la potasse et la soude, les acides minéraux concentrés, etc.

De toutes ces substances, on n'emploie ordinairement aujourd'hui que le nitrate d'argent fondu en cylindre et taillé en crayon, dont on applique l'extrémité sur les piqûres de sangsues qui fournissent du sang. Les autres sont maintenant abandonnées : solides, leur action est trop lente, et elles ont besoin d'être soutenues par une compression telle, qu'elle seule se charge, pour ainsi dire, d'arrêter l'hémorrhagie : liquides, ils se répandent sur les plaies, et portent leur action sur d'autres parties que celles qu'elles doivent désorganiser.

5° *Cautère actuel.* La cautérisation des vaisseaux à l'aide du fer incandescent est un des procédés les plus anciennement usités. Les chirurgiens ont long-temps cautérisé les parties en les divisant; ils ont même amputé les membres avec des couteaux rougis au feu, afin que, toute la plaie étant immédiatement réduite en escarre, le sang ne pût s'écouler au-dehors; mais il est douteux qu'un semblable moyen ait jamais réussi; et les praticiens les plus sages de ces temps d'ignorance et de barbarie, où la cautérisation était presque exclusivement en honneur, ne l'employaient qu'après que les opérations étaient terminées; c'est seulement alors, en effet, qu'il convient d'y avoir recours.

Le fer incandescent est le seul moyen que l'on puisse employer pour la cautérisation des vaisseaux. Le cautère doit être chauffé à blanc, et il faut l'appliquer à l'instant même où l'on retire la boulette de charpie avec laquelle on a desséché les parties. Souvent une première application est insuffisante, et il convient d'en faire une seconde, et même une troisième. Si l'artère est volumineuse, il est prudent de soutenir l'escarre par un appareil compressif qui s'oppose à l'effort par lequel le sang tend à la détacher; cette précaution ne peut être négligée que quand on a agi sur de très petits vaisseaux.

La cautérisation est impuissante quand elle

est opposée à des hémorrhagies fournies par de gros vaisseaux. Les cas où on doit l'employer sont ceux où ni la ligature, ni la compression latérale ne sont praticables. Ainsi on cautérise les artères du frein de la verge ou de la langue ; on doit encore appliquer le cautère quand, en même temps qu'il s'agit d'arrêter le sang, on se propose d'achever la destruction des tumeurs fongueuses, cancéreuses, érectiles ; quand on opère sur des parties où le système capillaire sanguin est très abondant, et où le sang s'écoule en nappe de tous les points de la surface de la plaie : tels sont les cas d'opérations pratiquées sur les tissus érectiles de la verge, des grandes lèvres, sur la langue, etc.

Un précepte qu'il faut toujours avoir présent à l'esprit quand on emploie la cautérisation, est qu'il vaut mieux désorganiser les parties au-delà de ce qui est nécessaire que de rester en-deçà. Si l'hémorrhagie n'est pas arrêtée de manière à ce qu'elle ne récidive pas, il est plus difficile de la combattre quand elle reparaît, que la première fois, parce qu'alors les extrémités des vaisseaux étant détruites, sont plus profondément cachées au milieu des chairs enflammées.

6° *Compression.* On l'exerce, ou directement sur l'orifice qui fournit le liquide, ou latéralement, et soit sur la plaie, soit sur le trajet de l'artère, entre le cœur et la plaie.

a. *Compression directe.* Lorsqu'on exerce la compression sur l'orifice béant d'une artère, il faut appliquer d'abord sur cet orifice une boulette de charpie peu volumineuse et plus ou moins solide; on la soutient avec le doigt, et on la recouvre successivement de plusieurs autres, de manière à former une pyramide dont la pointe est appliquée au vaisseau, et la base aux compresses et au bandage qui doivent remplacer l'action de la main. Si l'artère divisée appartient à une plaie profonde, il faut enfoncer dans celle-ci, avec plus ou moins de force un bourdonnet de charpie, ou un petit sac de toile fine dans lequel on fait pénétrer de la charpie. La compression directe a l'inconvénient d'être ordinairement peu efficace, difficile à appliquer, douloureuse et même dangereuse pour le malade. En effet: 1° quelque bien faite qu'elle soit, elle cesse d'agir peu d'heures après que l'on a commencé à l'exercer: les bandages et les compresses se relâchent; les parties s'accommodent à la nouvelle forme que les agens de compression tendent à leur donner, elles échappent à leur action; et bien qu'elles soient douloureusement froissées, la barrière qui s'oppose à l'hémorrhagie est cependant très faible; 2° ce moyen s'oppose à la réunion des plaies et y rend la suppuration inévitable, abondante; 3° la pression exercée sur des parties enflammées peut faire naître de graves accidens, et même amener la mort des malades. Le professeur Boyer a vu périr un jeune homme qui avait eu l'artère tibiale postérieure ouverte, au bas de la jambe, près de la malléole interne, et deux autres malades chez lesquels l'artère pédieuse avait été intéressée dans une plaie transversale du dos du pied. « On aurait, ajoute judicieusement ce professeur, sauvé la vie à ces malades si, au lieu de comprimer en tamponnant la plaie, on eût mis l'artère à découvert par une incision, et qu'on eût fait la ligature » (*Trait. des mal. chir.*, t. I, p. 262). M. Lisfranc a vu plusieurs fois la compression établie dans la plaie, pour arrêter une hémorrhagie de l'artère temporale, déterminer la gangrène. (1)

On ne doit donc recourir à ce mode de compression que lorsqu'il est le seul applicable. Ainsi l'on recommande d'agir par le tamponnement sur les vaisseaux profonds que l'on a divisés dans l'opération de la taille, de la fistule à l'anus, dans l'extirpation des tumeurs hémorrhoïdales internes, dans l'excision du col de l'utérus, dans l'extirpation du globe de l'œil, pour arrêter les hémorrhagies des tissus spongieux des os, à la suite de certaines amputations.

b. *Compression latérale.*—On peut l'exercer *sur*

(1) *Des diverses méthodes et des différens procédés pour l'oblitération des artères dans le traitement des anévrysmes.* Paris, 1834. In-8.

la plaie, et, si l'on agit sur les membres, préférer le procédé de Guattani, lequel consiste à placer des compresses graduées sur la plaie et le long du trajet de l'artère, afin d'y ralentir ou d'y suspendre le cours du sang. Ce mode de compression dut sa vogue, dans le siècle dernier, à l'opinion où l'on était qu'il agissait en provoquant la formation d'un caillot à l'orifice divisé de l'artère, en contenant ce caillot, et en empêchant qu'il ne fût déplacé par l'effort latéral du sang. On doit à Scarpa principalement, d'avoir réfuté cette erreur, et d'avoir établi que pour être efficace, la compression doit aplatir l'artère et en amener l'oblitération.

Ceci posé, il importe, pour établir la valeur de ce moyen, de distinguer, ainsi que la fait M. Lisfranc, les cas où la plaie est récente, et ceux où déjà les bourgeons charnus sont développés à sa surface, et où le pourtour de son trajet est enflammé.

Si la plaie est récente, la compression présente des inconvéniens qu'il est bien difficile d'atténuer; en effet, si elle n'est point portée au degré suffisant pour boucher la plaie de l'artère, le sang continue à s'échapper par cette plaie et, ne trouvant pas d'issue extérieure, il s'infiltre et s'épanche dans le tissu cellulaire. Si elle est assez forte pour s'opposer à l'issue du sang, à travers la plaie de l'artère, elle devient dangereuse pour les parties molles dont elle peut déterminer l'inflammation et la gangrène, avec d'autant plus de facilité que l'infiltration sanguine est plus considérable.

Mais il n'en est pas de même lorsque la plaie n'est plus récente : car la tuméfaction et l'épaississement du tissu cellulaire par l'acte inflammatoire, devant s'opposer à l'infiltration du sang, ce liquide devra s'accumuler dans le trajet de la plaie, et dès-lors il suffira d'une compression légère, à l'orifice externe de la plaie, pour s'opposer au retour de l'hémorrhagie.

On peut aussi exercer la compression latérale *sur l'artère entre la plaie et le cœur*. Nous ne reviendrons pas sur les conditions que doivent offrir les artères pour se prêter à ce genre de compression; nous dirons seulement qu'en général ce moyen ne saurait être employé avec avantage pour arrêter définitivement les hémorrhagies traumatiques.

Lorsque la compression est faible, elle reste inefficace; portée beaucoup plus loin, elle détermine de vives douleurs, et devient bientôt insupportable; mais, dans ce cas même, les artères échappent souvent à l'action des instrumens; elles glissent vers les lieux où elles sont le moins pressées; et il suffit que le sang passe en petite quantité à travers la plaie, pour déranger le travail de cicatrisation et d'oblitération de l'artère. Quelquefois cependant, dans des hémorrhagies survenues à la suite de l'amputation des membres, il a suffi de l'application momentanée du tourniquet, pour modérer le cours du sang dans le moignon, et arrêter l'hémorrhagie sans retour. M. le professeur Richerand (1) a fait connaître un cas où l'emploi de ce moyen a été éminemment utile. Ce chirurgien avait amputé le bras d'un jeune homme qui avait, quelques années auparavant, subi la ligature de l'artère brachiale, à la partie moyenne du bras. Deux heures après l'opération, une hémorrhagie s'étant déclarée malgré la quantité de ligatures placées sur les artérioles dilatées par suite de l'oblitération du tronc principal, il leva l'appareil, et voyant que toute la surface du moignon fournissait du sang en abondance, il mit de l'agaric sur la plaie, et fit l'application du tourniquet, un peu au-dessous du creux de l'aisselle. Une constriction légère fit cesser le saignement, et il suffit ainsi de modérer le cours du sang dans le moignon pour empêcher l'hémorrhagie jusqu'à l'établissement de la tuméfaction inflammatoire.

7° *Ligature*. La ligature des artères divisées est le procédé le plus simple et le plus sûr que l'on puisse opposer aux hémorrhagies. Ce

(1) *Nos. chir.*, t IV, p. 513.

serait dépasser les bornes de notre question et nous exposer à des redites que d'examiner les modes d'action des ligatures sur le tissu artériel; nous nous bornerons à ce qui, dans leur histoire, est strictement relatif au traitement des hémorrhagies traumatiques.

La ligature peut être appliquée soit sur l'extrémité divisée des artères, soit sur leur continuité et à une distance variable de la plaie.

1° *Ligature des bouts divisés.* — Nous lui distinguerons trois temps qui consistent : le premier, à saisir, le second, à isoler plus ou moins, le troisième, à lier l'extrémité divisée de l'artère.

Des pinces à disséquer, mais qu'il vaut mieux appeler pinces à ligature, constituent l'instrument à l'aide duquel les chirurgiens français et ceux de presque tout le continent saisissent les vaisseaux. Il convient d'en avoir de fortes pour les artères volumineuses, des moyennes et des petites pour les vaisseaux de médiocre grosseur, et pour ceux d'une grande ténuité.

Si avec des pinces trop aiguës on voulait saisir un gros vaisseau, elles en diviseraient les parois; si, au contraire, on appliquait un instrument volumineux à une très petite artère, il serait difficile de la saisir sans comprendre avec elle une grande quantité de parties. Les chirurgiens anglais emploient beaucoup une sorte de crochet très aigu et très délié qu'ils appellent tenaculum, avec lequel ils accrochent et attirent les artères. Cet instrument convient peu pour les artères volumineuses, parce qu'il en déchire facilement les tuniques, mais, appliqué aux très petits vaisseaux, il permet de les attirer avec beaucoup de facilité.

La plaie étant abstergée, l'opérateur, guidé par ses connaissances anatomiques, cherche les artères dans les lieux qu'elles doivent occuper. S'il ne les aperçoit pas avec facilité, il fait suspendre un moment la compression, et un jet de sang rouge les décèle; si leurs extrémités étaient cachées dans les anfractuosités de la plaie, il faudrait en écarter les saillies afin de les mettre à découvert. L'opérateur saisit ensuite l'artère, soit en introduisant l'une des branches de la pince dans sa capacité, soit en la saisissant par ses côtés opposés, et il l'attire au dehors de manière à la faire saillir au-delà de la surface de la plaie.

Avant de jeter le lien autour d'elle, il faut l'isoler des parties voisines, et principalement des veines et des cordons nerveux; la ligature des veines exposerait celles-ci à l'inflammation, et celle des nerfs, outre qu'elle coûterait de vives douleurs, pourrait encore amener des accidens nerveux plus ou moins graves. Il résulte des faits observés par M. Larrey, que le tétanos a plusieurs fois dépendu de cette cause. Il cite entre autres l'observation du fils du général d'Armagnac, l'un des blessés de la bataille d'Eylau, mort de tétanos à la suite de l'amputation du bras, et chez lequel on trouva le nerf médian compris dans la ligature de l'artère brachiale. (1)

Quand les artères sont saines, il importe en outre, si l'on veut procéder à la réunion immédiate de la plaie et en assurer la réussite, de les isoler des parties molles soit fibreuses, soit musculaires qui les entourent, et dont la ligature augmenterait les chances d'inflammation et de suppuration; pour cela, il faut, après avoir saisi l'artère et l'avoir attiré au-dehors, refouler, soit avec un instrument mousse, soit avec le pouce et l'indicateur, les parties qui l'entourent immédiatement. Toutefois, cet isolement complet nous paraît pouvoir être négligé dans les vaisseaux de petit volume, et il faudrait même l'éviter pour les grosses artères si quelque altération de leurs parois pouvait faire craindre la chute trop prompte de la ligature.

L'artère étant isolée, un aide saisit par sa partie moyenne le lien destiné à l'étreindre, et le porte sur le côté du vaisseau opposé à ses yeux; il en ramène vers lui les extrémités, en manœuvrant autour de la main de l'opérateur et de la pince, sans toucher ni à l'une ni à l'autre. Il fait alors un nœud

(1) *Clinique chir.* t. 1, page 104.

simple, et saisissant les extrémités de la ligature à pleines mains, il en serre l'anse jusqu'à ce qu'elle n'ait plus que deux ou trois lignes environ de diamètre; rapprochant alors la main de cette anse, il applique tout près d'elle ses pouces, opposés par leur face dorsale, et il la porte avec eux dans l'intérieur des parties, en même temps qu'il la serre, sans exercer aucune traction sur le vaisseau. Ce premier nœud doit être médiocrement serré, et on le surmonte d'un second sur lequel il convient de tirer plus fortement, afin d'assurer la solidité de la ligature. Le nœud simple est aujourd'hui préféré avec raison au nœud double que pratiquaient nos prédécesseurs, et qui avait l'inconvénient de ne point embrasser le vaisseau avec autant d'exactitude, et de ne pouvoir être serré aussi facilement au gré de l'opérateur. L'observation malheureuse de Chopart ne saurait être oubliée.

2° *Ligature appliquée sur la continuité de l'artère, à plus ou moins de distance de la plaie.* —On peut pratiquer cette opération suivant deux méthodes : dans l'une, on embrasse, dans le lien, l'artère et les parties molles qui la recouvrent; c'est la ligature dite médiate; dans l'autre, on isole soigneusement le vaisseau des tissus qui l'avoisinent pour ne comprendre et ne serrer que lui; c'est la ligature immédiate.

a. *Ligature médiate.* — Nous n'avons point

à nous étendre sur cette première méthode, qui ne put être conseillée qu'à une époque où l'on ignorait le mode d'action de la ligature sur le tissu artériel, et où les chirurgiens, peu versés dans l'étude de l'organisation, craignaient de porter le fer au voisinage des artères. Si nous la mentionnons ici, c'est qu'il est un cas où son emploi serait indiqué. Tel serait celui où une artère superficielle étant lésée et difficile à découvrir par la dissection, on ne pourrait arrêter l'hémorrhagie par l'un des moyens indiqués dans les précédens paragraphes. Il conviendrait alors de passer sous l'artère, à une distance peu considérable de la plaie, et avec une aiguille courbe, une anse de fil qu'on lierait ensuite sur un cylindre de parchemin ou de sparadrap roulé, afin de ne pas blesser la peau. On trouve l'origine de ce procédé dans l'apologie d'Ambroise Paré. Ce grand chirurgien raconte qu'un individu ayant eu l'artère temporale ouverte à la suite d'une chute sur la tête, et les moyens connus n'ayant pu arrêter l'hémorrhagie, il prit une aiguille enfilée et lui lia l'artère. Ce sont en effet les blessures des artères du cuir chevelu qui se prêtent le mieux à l'emploi de ce procédé. Renfermées en quelque sorte dans l'épaisseur de la peau ou fortement accolées à sa face profonde, ces artères ne peuvent que très difficilement être mises à découvert et isolées. Leur position superficielle rend l'opération facile, et si l'on excepte quelques filets nerveux peu importans, la ligature n'embrasse que la peau. Dans le mois de juillet 1830, nous avons vu Dupuytren l'employer avec un plein succès, sur un soldat suisse blessé à la tempe par un coup de feu, et chez lequel la chute des escarres amena des hémorrhagies que ni la compression, ni la cautérisation ne purent arrêter.

b. *Ligature immédiate.* — A part ces cas assez rares, on doit, avant de lier une artère, diviser les parties molles qui la recouvrent et l'isoler des tissus qui lui sont accolés. Ce soin préliminaire constitue à lui seul la partie la plus difficile et la plus délicate de l'opération. Il nous paraît donc important d'en tracer ici les règles principales :

Les instrumens nécessaires sont des bistouris à tranchant convexe et à tranchant droit, un bistouri boutonné, des ciseaux mousses, des pinces à dissection, des sondes cannelées flexibles et non flexibles : et, si l'on veut lier des artères profondément placées, des aiguilles porte-ligatures telles que celles de Deschamps, de Desault ou de Langenbeck; enfin le lien qui doit être porté sur l'artère.

L'on choisira le point où l'artère est plus superficielle, et surtout l'on aura soin que les branches collatérales volumineuses qu'elle fournit soient laissées le plus loin possible au-dessus de la ligature.

Pour déterminer d'une manière exacte la position du vaisseau et se mettre en garde contre les anomalies, l'on explorera les pulsations. Si elles ne peuvent être reconnues, il faudra établir le trajet de l'artère, d'après ses rapports connus avec des saillies osseuses ou musculaires, de gros cordons nerveux, ou enfin d'après des signes conventionnels.

On conseille généralement d'interrompre la circulation dans l'artère, en comprimant celle-ci dans un lieu d'élection, à l'aide du tourniquet ou des doigts. Mais nous regardons, avec le professeur Bérard, cette pratique comme très incommode : car la compression étant exercée au-dessus du point où l'on opère, cause, dans le membre, une stase veineuse, qui fait ruisseler le sang à la surface de la plaie et masque les tissus sur lesquels on opère. Il est infiniment plus commode et plus sûr, de faire comprimer le vaisseau dans la plaie même ou dans son voisinage. Un aide pourrait être placé, par précaution, prêt à comprimer l'artère au lieu d'élection, s'il arrivait qu'elle fût blessée.

Les ligatures rondes et de moyenne grosseur réunissent aujourd'hui l'assentiment de la plupart des chirurgiens, et elles présentent en effet l'avantage de ne point couper trop promptement l'artère, et de ne pas exciter dans ses parois une inflammation trop vive et capable d'y troubler le travail de la cicatrisation.

A côté de cette opinion, se trouve celle de Scarpa qui, préoccupé du danger de la section des tuniques artérielles par les ligatures, se proposa pour but unique de les rapprocher sans les rompre. Il conseilla donc de les embrasser avec deux ligatures plates, médiocrement serrées sur un cylindre de sparadrap, long de quelques lignes, et d'enlever cet appareil au bout de trois ou quatre jours, espérant que cette compression temporaire amenerait l'adhérence des parois artérielles. Mais les expériences modernes ont prouvé que cette adhésion, sur laquelle Scarpa fondait le succès de son procédé, s'établirait difficilement, et dès-lors il a été abandonné.

Le procédé du professeur Roux diffère essentiellement de celui de Scarpa, en ce qu'il laisse les ligatures et les corps étrangers sur lesquels elles sont pratiquées, jusqu'à ce que la suppuration les ait détachées, et sous ce rapport, il agit véritablement à la manière des ligatures plates, et présente l'avantage de ne couper que lentement les tissus artériels. Bien que ce moyen compte de nombreux succès dans les mains de son auteur, nous ne pensons pas cependant qu'il doive, comme méthode générale, l'emporter sur celui que nous avons indiqué plus haut, et nous en réservons l'emploi pour les cas où les tuniques artérielles sont le siège d'une altération qui porte atteinte à leur résistance et à leur élasticité.

Enfin, nous croyons devoir dire deux mots d'un procédé décrit par Aétius et renouvelé dans ces derniers temps par M. Maunoir, qui consiste à placer deux ligatures à peu de distance l'une de l'autre, et à couper ensuite l'artère entre elles. Attribuant la section trop prompte d'une artère liée dans sa continuité à la rétraction opérée en sens opposé, par le tissu artériel, sur le point où la ligature est mise (rétraction qui peut être augmentée par les mouvemens inconsidérés des malades), M. Maunoir crut éluder par là cet inconvénient et placer les artères dans les conditions où elles se trouvent quand on a lié leurs bouts divisés à la surface d'une plaie.

Mais les faits n'ont pas entièrement confirmé ces vues théoriques; plusieurs fois on a observé des hémorrhagies par l'un des bouts, et d'ailleurs, on opère souvent dans des lieux où l'étroitesse de l'espace, la profondeur de l'artère, le voisinage des branches collatérales, ne permettent pas de découvrir le vaisseau dans une assez grande étendue.

Appréciation des méthodes de ligature. — La ligature appliquée sur les deux bouts d'une artère divisée est le plus sûr moyen d'arrêter les hémorrhagies ou d'en prévenir la récidive. Mais nous ne pensons pas qu'à l'exemple des chirurgiens anglais, on doive l'employer dans tous les cas et quelle que soit la situation de l'artère, au risque de causer de grands délabremens, des inflammations violentes et d'interminables suppurations. Nous n'imiterions pas la hardiesse de Guthrie qui, pour porter deux ligatures sur la partie supérieure de la cubitale, n'a pas hésité à diviser le faisceau musculaire considérable de la région antérieure et superficielle de l'avant-bras, et qui, dans un autre cas, est allé lier la péronière au travers des muscles du mollet.

Il se rencontre assez souvent des blessures avec hémorrhagie ou anévrysme faux primitif, dans lesquelles il est difficile ou même impossible de déterminer quel est le vaisseau divisé. Dans d'autres cas, on connaît la source du sang ; mais elle est située trop profondément pour qu'on puisse, sans causer de graves désordres, la découvrir et lier l'artère au dessus et au dessous de la blessure. On est alors réduit à lier cette artère, ou même le tronc qui lui donne naissance, entre le le cœur et la plaie, mais à une distance assez considérable de celle-ci.

Il est vrai de dire que les hémorrhagies traumatiques sont beaucoup moins favorables que les anévrysmes proprement dits au succès de la méthode d'Anel. Mais c'est alors une nécessité que d'agir de la sorte; et d'ailleurs on peut, si la méthode d'Anel échoue, recourir plus tard à la ligature des deux bouts, dans les cas où elle est rigoureusement possible.

Dupuytren qui fut en France, un des premiers et des plus zélés défenseurs de la méthode d'Anel appliquée au traitement de certaines hémorrhagies traumatiques, a encore établi par des faits un cas où cette méthode doit l'emporter sur celle qui consiste à lier les deux bouts. C'est celui dans lequel une fracture, sans plaie aux tégumens se trouve compliquée de la déchirure d'une artère et d'un anévrysme faux primitif. Ce cas s'est présenté souvent à la jambe, et constamment jusqu'ici, la ligature de l'artère a suffi pour faire cesser l'hémorrhagie. Si l'on compare la simplicité des suites de cette opération, aux difficultés qu'on éprouverait pour trouver l'artère lésée au milieu du tissu cellulaire infiltré de sang, au danger qu'il y aurait à mettre en contact avec l'air un vaste foyer sanguin, pourra-t-on hésiter un seul instant entre ces deux méthodes.

8° *Torsion des artères.* La torsion des artères est un procédé opératoire qui consiste à saisir un tube artériel et à le tordre plusieurs fois sur lui-même, afin de rompre ses tuniques internes, et d'en déterminer l'adhésion, par un mécanisme que les détails dans lesquels nous sommes entré ailleurs, nous dispensent de reproduire ici.

La section trop prompte des artères par l'effet

des ligatures, les obstacles que le séjour des fils oppose à la réunion immédiate, sont les principaux inconvéniens qu'on a voulu éviter en pratiquant la torsion; elle présente du reste l'avantage très important de pouvoir être exécutée sans le secours d'aucun aide.

Indiquée par Galien, mais oubliée pendant long-temps, comme la plupart des procédés hémostatiques, la torsion des artères, d'un usage journalier en médecine vétérinaire, a été récemment reproduite, ou, pour mieux dire, découverte presque en même temps par MM. Velpeau, Amussat et Thierry.

On peut pratiquer la torsion sur la continuité d'une artère blessée comme sur l'extrémité béante d'un vaisseau tronqué; c'est surtout dans cette dernière condition qu'elle est applicable aux artères divisées.

Procédés operatoires. — Dans des expériences sur des animaux vivans, M. A. Thierry (1) a pratiqué la torsion sur la continuité des tubes artériels divisés, et loin de la blessure, et il a réussi à arrêter le cours du sang dans le vaisseau; mais ces expériences n'ayant pas été répétées, que nous sachions, sur l'homme, nous ne nous en occuperons pas ici, et nous bornerons à faire connaître les procédés de tor-

(1) *De la torsion des artères.* Paris, 1829, in-8, fig.

sion qui ont été appliqués sur l'extrémité du vaisseau ouvert.

Ils se rapportent à deux modes : la torsion libre, ou limitée.

La torsion libre est celle qui se fait en saisissant le vaisseau par son extrémité, puis, après l'avoir attiré légèrement et parallèlement à son axe, en le tordant, quatre, six, huit ou dix fois, selon son volume. M. Thierry se sert pour opérer cette espèce de torsion de la pince à artères de Percy.

Ce procédé auquel on a reproché, avec raison, d'être douloureux, d'exposer à une inflammation le long des tuniques du vaisseau, et à la rupture de la branche collatérale qui naîtrait à une distance peu éloignée, a cependant été reproduit par M. Fricke de Hambourg (1), qui se sert pour l'opérer de pinces à mors larges et plats.

Le procédé le plus en usage parmi nous est celui de la torsion limitée.

Pour la pratiquer, M. Velpeau (2) saisit avec une pince à coulisse quelconque ou même avec une pince ordinaire, l'extrémité du vais-

(1) *De la torsion des artères*, par Ch.-Aug. Christ, Schrader de Brunswick. Traduit du latin, etc., par Petit. Paris, 1834, in-8.

(2) *Recherches sur la cessation spontanée des hémorrhagies traumatiques primitives, et sur les moyens, qui dans certains cas, pourraient servir de succédanés à la ligature.* Paris, 1830.

seau, l'attire au-dehors de la plaie, l'isole des tissus environnans ; puis il le saisit près sa base avec une seconde pince pour le fixer, tandis qu'avec la première il opère la torsion trois ou quatre fois pour les petites artères, et jusqu'à huit pour les grosses.

M. Amussat (1) a ajouté des perfectionnemens importans aux procédés à l'aide desquels on peut pratiquer la torsion des artères.

Il se sert de pinces à mors allongés, aplatis, dont la forme permet de saisir les parois du vaisseau, sans exposer à les déchirer, et qui peuvent être maintenues fermées au moyen d'un verrou qui glisse sur une de leurs branches. A leur extrémité simple, quelques-uns de ces instrumens sont munis d'un petit bistouri tranchant sur sa concavité, ou *bistouri tenaculum*, qui peut servir au besoin à déchausser le vaisseau pour l'isoler complètement des tissus voisins.

M. Amussat a d'abord opéré la torsion comme nous venons de dire que le fait M. Velpeau.

C'est-à-dire en fixant l'artère avant de la tordre, seulement il lui est arrivé de se servir pour cela de ses doigts au lieu de pinces.

Mais, depuis quelque temps, ce chirurgien a

(1) Villardebo. *Essai sur les moyens que la chirurgie oppose aux hémorrhagies artérielles traumatiques primitives.* Thèse n. 78. Paris, 1830.

ajouté à cette manière d'opérer une modification à laquelle il paraît attacher beaucoup d'importance.

Après avoir attiré le vaisseau, il le presse brusquement soit avec son ongle, soit avec la seconde pince, de manière à couper les deux tuniques internes; cela fait, il le fait passer en quelque sorte à la filiaire entre les mors de cet instrument, de manière à refouler les tuniques coupées vers la cavité du vaisseau, et à ne saisir pour la tordre que la tunique externe. L'auteur pense qu'en agissant de la sorte, on met bien plus sûrement les malades à l'abri d'une hémorrhagie consécutive, puisque l'extrémité du vaisseau se trouve fermée par une double valvule, savoir celle qui est formée par les deux tuniques refoulées, et celle qui est constituée par la tunique externe.

Il pense encore que la torsion poussée jusqu'à rupture de la portion saisie par les pinces qui l'opèrent, est préférable à celle qui laisse *le tourillon* dans la plaie.

Nous ne terminerons pas sans dire que M. Kluge a imaginé une pince surmontée d'un ressort qui, par sa détente, opère la torsion du vaisseau.

La torsion des artères a été essayée par un assez grand nombre de praticiens.

A mesure que les procédés, à l'aide desquels

on peut l'opérer, se perfectionnent, elle obtient des succès plus constans. Déjà plusieurs praticiens recommandables l'ont substituée à la ligature.

Cependant cette méthode a été l'objet des objections suivantes : il est difficile de saisir isolément les vaisseaux d'un petit calibre, ceux qui sont entourés de tissus lardacés, ceux dont les parois sont ossifiées; et dans tous ces cas, la torsion ou n'est pas meilleure, ou est moins bonne que la ligature : quand un vaisseau est caché dans le fond d'une anfractuosité, on aimera probablement toujours mieux l'entourer d'une ligature lorsqu'on sera parvenu à le saisir, que de s'exposer à le rompre et, par conséquent, à le perdre en voulant le tordre.

D'un autre côté, les tourillons, quand on les laisse, forment, comme les ligatures, de véritables corps étrangers qui doivent être éliminés par la suppuration, et, par conséquent, s'opposer à la réunion des plaies par première intention; et quand on tord jusqu'à la rupture et la séparation de la portion saisie, qui répondra que cette séparation ne se fera pas au niveau du tour le plus rapproché de l'orifice du vaisseau, de manière à ne laisser qu'une barrière insuffisante pour résister à l'impulsion du sang ?

Enfin si l'on considère qu'une ligature bien faite tombe du huitième au douzième jour, et que, pendant ce temps elle ne s'oppose à la réunion de la plaie que dans les points correspondant à son trajet, et que, si d'autres causes ne s'opposent pas à cette réunion, elle se trouve terminée trois ou quatre jours après la chute des fils, de manière à ce que la cure ne dure que dix à quinze ou vingt jours, comme dans la plupart des cas où l'on a obtenu à la suite de grandes opérations, ce que l'on a appelé une *réunion immédiate* (1); on comprendra comment, malgré les succès obtenus en France par MM. Velpeau, Amussat, Blandin, Roux, Bedor, etc., et en Allemagne par MM. Fricke, Schrader, Dieffembach, etc., beaucoup de praticiens hésitent encore à substituer la torsion à la ligature.

En somme, bien qu'il y ait lieu d'espérer que la torsion des artères constituera un jour une ressource importante pour la chirurgie, il faut attendre que des observations plus nombreuses aient mieux fait connaître et ses avantages et ses inconvéniens.

B. *Veineuses.* — Les moyens à l'aide desquels on a proposé d'arrêter les hémorrhagies veineuses sont beaucoup moins variés que ceux qu'on a mis en usage pour arrêter les hémorrhagies artérielles. Une des conditions les plus importantes à remplir dans le traitement de ces hémorrhagies, c'est de remonter

(1) Voyez mon mémoire *De la réunion immédiate des plaies, de ses avantages et de ses inconvéniens*, Paris 1834, in-8.

à leur cause. Nous ne saurions trop insister sur ce point, que quand ces hémorrhagies sont fournies par des ramuscules capillaires ou par des branches d'un petit calibre elles tiennent souvent à la gêne des mouvemens respiratoires, ou bien à un obstacle au cours du sang veineux, et qu'il en est fréquemment encore ainsi, lorsque ce sont de gros troncs qui les fournissent à l'occasion de piqûres ou d'incisions longitudinales de peu d'étendue. La position déclive de la partie en augmentant l'effort latéral de la colonne sanguine contre les parois des veines, est encore une cause qui entretient la perte du sang veineux. Il est donc de la plus haute importance, lorsque l'on veut remédier à une hémorrhagie du genre de celles qui nous occupent, de chercher la cause qui la produit ou l'entretient afin de la détruire, s'il est possible. Cette condition est tellement indispensable que sans cela on ne peut espérer de réussir.

Toutes les fois que le vaisseau est incisé sur le côté, on doit tâcher, pour peu qu'il soit important, de conserver son calibre. La compression et la ligature en donnent les moyens : la première peut être exécutée à l'aide d'une compresse que l'on place sur la plaie, de manière à ce que tout en la recouvrant, elle appuie plutôt vers le bout qui regarde les radicules, que vers le côté qui regarde le cœur. Cette compresse sera soutenue par une bande médiocrement serrée. Le bandage que l'on applique, après l'opération de la saignée, au pli du bras, est un modèle que l'on doit se proposer de suivre en pareil cas, quel que soit le volume du vaisseau divisé.

Si la compression n'était point applicable à cause de la situation du vaisseau ou pour tout autre motif, et que la plaie fût très étroite, il faudrait avec un *tenaculum* en soulever les lèvres et appliquer autour une ligature, de manière à conserver, le plus possible, le calibre de la veine.

En même temps, on aidera la cure par une position du membre qui, en facilitant le cours du sang, diminuera son effort latéral contre les parois du vaisseau, et, au besoin, par une saignée qui en diminuera la masse.

Lorsqu'une veine est complètement coupée en travers, elle doit pour toujours devenir impropre à la circulation dans le lieu de sa section. Dès-lors il faut agir comme pour déterminer l'oblitération de son canal. On appliquera sur le bout inférieur une compression assez forte pour en aplatir les parois, et si ce moyen ne suffit pas, on embrassera chacun des bouts dans une ligature. Il arrive assez souvent à la suite des amputations des membres inférieurs qu'une veine, étant tronquée entre une valvule et l'embouchure d'une collatérale volumineuse, verse du sang en jet à la surface du moignon; dans ce cas encore, c'est la ligature qu'il convient d'appliquer, moyen qui ne semble pas avoir autant de danger que Travers lui en impute.

C. *Epanchemens sanguins.* — Favoriser la résorption du sang épanché, prévenir l'inflammation des parois du foyer, et empêcher surtout qu'il ne s'établisse une suppuration, telles sont les indications que les collections de sang dans le tissu cellulaire présentent en général à remplir. Les moyens d'y satisfaire et que je ne puis qu'indiquer ici, sont entièrement antiphlogistiques : ce sont le repos de la partie, l'obturation des plaies, les applications résolutives, les irrigations et les fomentations d'eau froide, la compression. Quand l'épanchement est fort étendu, et qu'on a lieu de craindre qu'il ne se développe quelques symptômes d'inflammation locale, il faut pratiquer une ou plusieurs saignées du bras, plutôt que d'appliquer des sangsues sur la peau d'un foyer qui a tant de tendance à s'enflammer d'une manière fâcheuse.

Si malgré l'emploi de ces moyens l'inflammation se déclare, il faut cesser la compression, insister sur les saignées, et remplacer les fomentations froides par des cataplasmes émolliens et résolutifs.

Enfin si l'inflammation se termine par suppuration, il faut ouvrir largement le foyer, afin de procurer l'évacuation entière de la matière épanchée, et éviter les inconvéniens de son séjour prolongé.

Obs. XI. *Epanchement sanguin sous la peau;*

à la partie interne du genou. — Résolution. — Hallemann (François), horloger, âgé de quarante-trois ans, d'une constitution assez robuste et d'un tempérament sanguin, entra à l'Hôtel-Dieu, le 13 juillet 1826. Il avait été dix-sept jours avant, renversé par une voiture en passant dans la rue, et était tombé avec violence sur le genou droit, dont le côté interne était venu frapper sur une grosse pierre : la douleur fut très vive et il ne put se relever seul. Au bout de quelques heures, il survint au côté interne du genou et de la cuisse, un gonflement considérable qui augmenta encore les jours suivans et auquel vint se joindre une vaste ecchymose d'une couleur bleuâtre. La tumeur était molle au centre et offrait à sa circonférence un gonflement inflammatoire assez dur. Des sangsues et des cataplasmes furent appliqués en ville.

A son entrée à l'hôpital, le gonflement avait entièrement cessé, l'ecchymose avait disparu, la peau avait repris sa couleur naturelle, mais elle était encore soulevée dans une grande étendue par une masse de liquide, dont la nature et le siège étaient difficiles à déterminer de prime abord. En effet, la tumeur formée par cette collection de liquide occupait le tiers inférieur de la cuisse, où elle était très large, se rétrécissait en passant au côté interne de la rotule et descendait jusque près de l'extrémité inférieure de cet os, où elle s'élargissait de nouveau. Par cette disposition dans son trajet, elle simulait assez bien la saillie formée par la synoviale dans l'hydropisie du genou; et comme elle dépassait en haut les limites de cette membrane, on aurait pu admettre après un examen superficiel que le même coup qui avait déterminé le décollement de la peau dans une grande étendue, avait donné lieu en même temps à la déchirure de la synoviale, et que la collection de liquide consistait en un épanchement de sang et de synovie ayant son siège tout à-la-fois dans l'intérieur de l'articulation et au voisinage, dans le tissu cellulaire déchiré. Mais une remarque importante venait détruire cette hypothèse sur le siège de l'épanchement : si celui-ci, en effet, eût communiqué dans l'intérieur de l'articulation, la synoviale se serait trouvée plus ou moins distendue dans les différens points de son trajet, et on aurait reconnu des signes de fluctuation au côté externe de l'articulation, comme à son côté interne : le liquide qui, par la pression de la main refluait avec facilité de la partie supérieure à la partie inférieure de la tumeur, aurait dû refluer également de dedans en dehors et serait venu distendre la synoviale au côté externe du ligament de la rotule, et au côté externe du tendon commun du triceps et du droit antérieur de la cuisse, comme on l'observe dans l'hydarthrose

Ces signes de communication manquant absolument, on ne dut considérer la tumeur fluctuante que comme un épanchement de sang formé par suite d'une déchirure du tissu cellulaire et situé sous la peau qui était décollée dans une grande étendue.

Les accidens inflammatoires dont cette tumeur s'accompagnait dans le principe avaient cessé; l'ecchymose avait disparu; la peau avait repris sa couleur naturelle et ne présentait aucun amincissement qui dût faire craindre une ouverture spontanée et par suite l'introduction de l'air dans l'intérieur du foyer.

Le repos, les applications de topiques résolutifs, un bandage compressif, une saignée générale, telles furent les prescriptions.

Pendant cinq jours, diminution de la douleur qui n'était pas entièrement dissipée : nul changement apparent dans le volume de la tumeur sanguine qui persistait à-peu-près au même degré. On continue l'emploi des topiques résolutifs; au sixième jour les deux tiers de la tumeur semblent s'être tout-à-coup résorbés; le septième l'épanchement avait entièrement disparu. La peau avait repris son degré de tension ordinaire et était venue adhérer à la paroi opposée du foyer. Une légère douleur sembla vouloir prendre naissance, mais des bains la dissipèrent, et le malade fut guéri.

§ II. Traitement des hémorrhagies consécutives.

On comprend, d'après ce que nous avons dit plus haut, de quelle gravité sont dans un grand nombre de cas les hémorrhagies consécutives, et que le chirurgien ne saurait apporter trop de soins et d'attention pour soustraire le blessé aux causes qui peuvent les produire. Mais si, malgré toutes les précautions, ou par l'omission de quelques-unes, ces hémorrhagies viennent à se manifester, c'est vers la connaissance de leur cause, de leur source, qu'il doit diriger toute sa sagacité pour pouvoir y remédier convenablement. Cette recherche est difficile pour le chirurgien, douloureuse pour le malade, car elle se fait à la surface d'une plaie enflammée; il faut souvent aller trouver entre des inégalités le vaisseau qui fournit, et ce n'est souvent aussi qu'après avoir pressé et même déchiré le tissu cellulaire qui s'infiltre de sang, qu'on découvre ce vaisseau.

Lorsque les hémorrhagies consécutives ont lieu par la surface de la plaie, que le sang coule en nappe, et qu'elles sont le produit du travail inflammatoire, ou de la constriction trop grande de l'appareil, il faut, après s'être assuré que les ligatures tiennent bien, couvrir mollement la plaie, et appliquer un bandage simplement contentif. Il faut modérer le travail inflammatoire par des saignées révulsives et des topiques froids, fréquemment renouvelés, dans le voisinage de la blessure.

Est-il nécessaire de dire que l'hémorrhagie par récurrence dans le bout inférieur exige la ligature des deux bouts de l'artère ou tout autre moyen capable, selon le cas, de boucher le bout inférieur.

Lorsque les hémorrhagies consécutives ont lieu parce qu'une ligature a glissé ou a coupé prématurément l'artère, ce qui arrive surtout sur les vaisseaux de ce genre qui ont éprouvé un commencement d'ossification, il faut, après s'être rendu maître du cours du sang, si l'artère est volumineuse, absterger la surface de la plaie et recourir à un des moyens suivans : 1° Placer une autre ligature en attirant l'artère avec des pinces. Il est rare qu'on puisse y parvenir, et d'ailleurs l'inflammation qui s'est emparée de l'artère l'a rendue *sécable ;* la nouvelle ligature coupera promptement le vaisseau, cette ressource ne peut être que d'une bien faible utilité pour ne pas dire illusoire ; 2° la ligature médiate faite à l'aiguille en comprenant une certaine épaisseur des tissus ambians, ou bien faite en énucléant avec la pointe d'un bistouri l'artère recouverte de parties environnantes. Malgré quelques succès, c'est encore un moyen incertain, car la ligature porte aussi sur des tissus enflammés qui se couperont avec facilité si elle est fortement serrée, et l'artère ne sera pas oblitérée si elle ne l'est que faiblement ; 3° la compression par un tampon sur l'extrémité du vaisseau ouvert, et même l'application d'un bouton de feu me paraissent être des moyens trop faibles pour s'opposer à l'écoulement du sang par une grosse artère ; 4° la ligature faite au moins à six pouces au-dessus de la blessure, ou même la ligature de l'artère principale d'un membre, est le moyen qui offre le plus de chances de succès et le plus de sécurité ; 5° dans quelques cas, enfin on est obligé de recourir au moyen extrême de l'amputation.

Lorsque le vaisseau est d'un petit calibre ; lorsqu'on n'a pu le saisir avec des pinces ou qu'une seconde ligature a été inefficace, la compression sur l'orifice du vaisseau ou l'application d'un bouton de feu peuvent être des moyens suffisans, il faut toutefois retarder par des topiques répercussifs la chute de l'escarre.

La cautérisation me paraît le seul moyen d'arrêter les hémorrhagies consécutives, qui se font dans les tissus érectiles. Quant aux hémorrhagies capillaires consécutives qui se font tardivement chez des individus faibles, scorbutiques, et dont j'ai parlé en dernier lieu, c'est par les astringens, les styptiques qu'il faut s'en rendre maître, et au lieu de saigner les malades il faut leur donner des alimens analeptiques, des boissons aiguisées avec des acides minéraux.

ARTICLE VII.

Traitement général des hémorrhagies.

Le traitement général des hémorrhagies traumatiques ne doit être considéré que comme un auxiliaire au traitement local, mais cet auxiliaire n'est pas sans importance. Il se compose de plusieurs ordres de moyens qui s'adressent à des époques différentes. Les premiers s'appliquent au premier temps de l'hémorrhagie, à l'époque où le système circulatoire jouit encore de toute son énergie, et où la masse du sang n'est point encore notablement diminuée. Les seconds ont pour but de combattre la faiblesse et l'anémie.

En tête des moyens du premier ordre, on place le repos absolu, une diète sévère, les boissons froides et légèrement acidulées et aussi les préparations de digitale. La saignée a aussi été conseillée, mais ce moyen demande à être dirigé par une main habile. On ne doit point oublier qu'autant son efficacité est incontestable quand il s'agit de détourner un mouvement fluxionnaire actif, autant elle est incertaine, lorsqu'il s'agit d'une lésion de continuité. Elle peut pourtant avoir l'avantage en diminuant la masse du sang et la force d'impulsion du cœur, de donner une puissance relative plus grande aux moyens hémostatiques, mais on ne doit pas perdre de vue que des pertes diminuent la plasticité du sang et par conséquent sa tendance à former le caillot obturateur.

Lorsque l'hémorrhagie continue de manière à produire des symptômes d'anémie, alors on doit chercher à soutenir le malade par des boissons fortifiantes, les amers, les ferrugineux et les analeptiques non excitans.

CHAPITRE II.

DES HÉMORRHAGIES TRAUMATIQUES EN PARTICULIER.

Il nous reste, pour terminer la tâche qui nous a été imposée, à étudier les hémorrhagies traumatiques en particulier; c'est-à-dire partout où elles peuvent se rencontrer, et surtout là où elles offrent quelque accident particulier, digne d'intérêt, ou quelque indication spéciale, importante à remplir.

Nous les étudierons par région, confondant dans un même examen, les hémorrhagies capillaires, veineuses et artérielles, celles qui sont le résultat d'un accident, et celles qui sont la suite d'une opération; car la lésion est la même dans ces deux derniers cas, avec cette différence toutefois, qu'elle est ordinairement plus simple à la suite d'une opération, parce que la plaie étant plus régulière et faite en général d'après un plan arrêté, l'accident est mieux prévu et les vaisseaux lésés plus faciles à rencontrer. On sent qu'il ne peut être ici question que d'une esquisse des plus rapides.

ARTICLE Ier.

Hémorrhagies traumatiques de la tête.

§ Ier. Hémorrhagies fournies par les artères qui rampent à la surface du crâne.

Les plaies de tous les genres peuvent léser l'une ou l'autre, ou plusieurs des artères nombreuses qui rampent à la surface du crâne ; et il en est de même des opérations (extirpations de loupe, ouverture d'abcès, trépan, artériotomie), que l'on pratique sur cette partie.

Bien que d'un volume assez peu considérable, les artères de l'extérieur du crâne fournissent quelquefois des hémorrhagies abondantes et difficiles à arrêter, à cause des nombreuses communications qu'elles ont entre elles,et de la difficulté que la texture dense des tissus dans lesquels elles rampent, opposent à ce que l'on puisse les saisir pour les lier ou les tordre avec facilité.

En général, on oppose la compression à l'hémorrhagie qu'elles fournissent, et celle-ci doit être établie autant que possible, non pas dans la plaie, mais à côté; il ne faut pas se borner à comprimer sur la lèvre qui répond au cœur; il faut encore comprimer sur la lèvre opposée, ou tout autour de la plaie, car la surface du crâne est une des régions où les hémorrhagies par le retour du sang, au moyen des anastomoses, dans le bout excentrique des vaisseaux, sont les plus fréquentes et les plus faciles.

On l'exerce au moyen de compresses graduées que l'on soutient à l'aide d'un bandage serré; sur les régions temporales on emploie souvent le *nœud d'emballeur.* La résistance qu'offrent les parois osseuses du crâne, fournit un point d'appui suffisant à l'action du bandage compressif.

Cependant, eu égard au nombre considérable de nerfs, que l'on rencontre dans cette partie, la compression est quelquefois si douloureuse, que les malades ne peuvent la supporter; on l'a vue déterminer des inflammations graves et même la gangrène, quelquefois enfin, mais rarement, quoique convenablement appliquée, elle reste inefficace.

Il faut alors commencer par examiner si l'artère est complètement divisée; et dans le cas où elle ne le serait pas, en achever la section. Ce procédé suffit souvent pour arrêter sans retour, l'hémorrhagie, surtout quand il est appliqué au tronc de l'artère temporale, qui est moins fortement que les autres unie aux parties voisines. C'est ainsi que l'on arrête fréquemment l'hémorrhagie qui se manifeste d'une manière opiniâtre à la suite de l'opération de l'artériotomie.

Lorsque ce procédé ne suffit pas, ou n'est

pas applicable, il faut recourir à la ligature.

Cette opération est ici rendue difficile par la texture très dense du tissu cellulaire fibreux qui environne les vaisseaux et qui rend leur isolement laborieux; aussi plusieurs praticiens appliquent-ils sur ces vaisseaux la ligature médiate. Une autre cause de difficulté, c'est que le trajet de ces artères étant moins bien déterminé que celui de la plupart des autres artères du corps, il est par cela même difficile de tomber juste, quand on veut les mettre à découvert.

§ II. Hémorrhagies traumatiques de l'intérieur du crâne.

Ces hémorrhagies se font ou à l'extérieur du cerveau, ou dans la substance du viscère.

Les premières se font ou entre le crâne et la dure-mère, et alors elles sont fournies par l'artère méningée moyenne ou par les capillaires qui unissent la dure-mère aux os; ou au-dessous de la dure-mère, et alors, elles sont fournies par les vaisseaux qui rampent à la surface du cerveau.

Les secondes sont très rares à la suite de l'action des instrumens vulnérans qui divisent nettement la substance cérébrale. Elles sont plus fréquentes à la suite de l'action des instrumens contondans, parce que alors la substance du cerveau meurtrie, laisse toujours suinter une certaine quantité de sang, ou s'en laisse au moins pénétrer; mais alors les accidens se confondent avec ceux de la contusion cérébrale.

Quoi qu'il en soit, l'hémorrhagie qui se fait à l'intérieur du crâne détermine la *compression* du cerveau, et c'est aux symptômes de cette compression qu'on la reconnaît. Ces symptômes sont : le coma, la respiration stertoreuse et l'hémiplégie. Celle-ci a des caractères qu'il est important de bien connaître, et il suffit souvent de considérer l'état de la face pour en constater l'existence. La bouche est attirée du côté non paralysé; la joue du côté opposé est flasque et se laisse distendre par l'air qui sort de la poitrine; les paupières sont à demi fermées, les yeux immobiles ou déviés en haut; si on lève le bras ou la jambe du côté malade on trouve ces membres flasques, et quand on les abandonne ensuite à leur propre poids, le malade les laisse retomber sur son lit lourdement et comme des corps tout-à-fait inertes : si on fait la même expérience du côté opposé, outre que le malade lutte quelquefois contre l'effort que l'on fait pour les détacher du lit ou les étendre, il les soutient quand on les laisse retomber, et la chute en est beaucoup moins lourde; si l'on pince ces membres, il les retire et donne par ses murmures ou ses gémissemens sourds des signes d'impatience et de douleur; si l'on fait la même expérience du côté affecté, le malade ne retire pas les membres, mais il témoigne quelquefois de la douleur, et alors il fait quelques efforts avec le membre sain pour en écarter la cause.

Ces symptômes sont faciles à suivre. Ils appartiennent plus spécialement à l'épanchement qui siége au-dehors de la dure-mère : les épanchemens traumatiques qui se font à la surface du cerveau dans la cavité de l'arachnoïde les produisent aussi, mais d'une manière moins pure, parce que ces cas supposent presque toujours une lésion du cerveau lui-même. Quelquefois même les symptômes de la lésion cérébrale paraissent seuls, et l'épanchement ne se manifeste par aucun symptôme.

En général, la paralysie attaque le côté du corps opposé à l'épanchement, mais cette règle n'est pas tellement constante qu'elle ne souffre quelques exceptions.

On distingue la compression produite par l'épanchement sanguin, de celle qui dépend d'un enfoncement des os du crâne en ce que celle-ci est instantanée ; tandis que la première se manifeste en général quelques instans après le coup, et marche ensuite graduellement de telle sorte qu'on en peut suivre les progrès.

On doit distinguer les symptômes de la compression du cerveau, de ceux de deux autres accidens primitifs des blessures reçues à la tête, qui ont avec eux quelque analogie, c'est-à-dire de la contusion et de la commotion.

Nous ne pouvons entrer ici dans de longs détails. Bornons-nous à dire que ce qui caractérise surtout la commotion quand elle a lieu à un degré assez élevé pour amener la suspension des fonctions cérébrales, c'est d'une part, l'instantanéité de ses symptômes qui ne sont jamais plus marqués qu'au moment même de l'accident et qui diminuent ensuite graduellement; et d'autre part un sommeil profond, sans paralysie, sans contracture, sans respiration stertoreuse, dont on tire très difficilement le malade, et dans lequel il retombe aussitôt, jusqu'à ce qu'enfin il ait cessé par degrés.

Quant à la contusion, ses symptômes primitifs sont obscurs; mais cependant, on peut souvent les apprécier. Ils indiquent une affection plus *localisée* que la commotion et la compression : ce sont, ou la perte isolée de quelque fonction cérébrale, celle de la mémoire de certains mots, celle de la perception de la lumière et du son par exemple, ou la contracture soit de certains muscles, soit même de tout un côté du corps; plus tard ce sont ceux de l'inflammation du cerveau, et plus tard encore ordinairement, ceux de la compression cérébrale indices de la formation d'une collection purulente.

Dans un assez grand nombre de cas, les symptômes primitifs manquent, et ceux de la contusion du cerveau, inaperçue jusque-là, ne se manifestent que du cinquième au douzième jour, et quelquefois plus tard par les accidens de l'inflammation de ce viscère.

En résumé, pour la compression coma et hémiplégie, pour la commotion, sommeil tranquille; pour la contusion, contracture des muscles, ou perte d'un sens, ou d'une faculté cérébrale; tels sont les symptômes principaux appartenant à chacun des trois états que nous comparons dans la période de leur durée et aux degrés d'intensité où ils peuvent se ressembler.

L'hémorrhagie de l'intérieur du crâne est une affection grave, qui, très souvent, entraîne la mort des malades par suite de la suppression des fonctions du cerveau qu'elle occasionne quand ses progrès ne sont pas arrêtés.

Lorsque ces diverses affections existent combinées, on peut presque toujours, avec du soin, distinguer les accidens qui appartiennent à l'une, de ceux qui caractérisent les autres.

Traitement.—On doit d'abord chercher à arrêter les progrès de l'épanchement de sang, et ensuite s'efforcer d'en faciliter la résorption; mais pour cela, il faut qu'il ne fasse pas des progrès trop rapides et que la mort ne soit pas imminente, car alors il serait indiqué de recourir à un moyen plus direct pour soulager le cerveau de la compression qu'il éprouve.

On fera donc une ou plusieurs saignées proportionnées à la force du sujet et à l'intensité du mal; des sangsues seront appliquées derrière les oreilles, de manière à provoquer un écoulement de sang continu. Il faut, surtout si quelque symptôme primitif de contusion s'est manifesté en même temps que ceux de la compression, surveiller attentivement l'époque où les symptômes inflammatoires apparaissent, pour revenir à une large saignée générale, si le pouls vient, à cette époque, à acquérir plus de fréquence et de dureté. L'on reprendra ensuite les applications de sangsues en permanence autant de temps que la continuation des accidens l'exigera ou que les forces du malade le permettront.

Dès le début du traitement, on applique des réfrigérans sur la tête; à l'intérieur, on administrera le petit-lait émétisé, ou de légers purgatifs, pour établir une irritation révulsive sur le tube digestif; des lavemens jouissant de la même propriété seront injectés dans le rectum, tandis que des cataplasmes simples ou légèrement sinapisés et souvent renouvelés, seront appliqués sur les jambes et autour des pieds.

J'ai guéri par cette méthode de traitement plusieurs individus affectés de compression du cerveau par épanchement de sang dans la cavité du crâne.

Mais lorsque, malgré ce traitement, les symptômes de compression s'aggravent rapidement, il faut sans hésiter ouvrir une issue aux liquides épanchés par l'opération du trépan, non-seulement quand des symptômes évidens font connaître le lieu précis qu'occupe l'épanchement, mais encore dans ces cas douteux, si fréquens dans la pratique, où l'on n'a que des présomptions sur le siége de la collection. Dans ces cas désespérés, l'opération du trépan ne peut rien ajouter à la gravité du mal, mais elle peut sauver le blessé, si l'on rencontre juste.

Il faut pourtant savoir que cette ressource est encore très précaire, lors même que l'on découvre l'épanchement, car dans ces cas le sang ne reste pas liquide, il forme au contraire, soit entre la dure-mère et les os, soit dans la cavité de l'arachnoïde, un coagulum épais et adhérent qu'il est extrêmement difficile de détacher en totalité. Souvent même j'ai observé une solution de continuité à la dure-mère, faisant communiquer le caillot qui se trouve entre la dure-mère et le crâne avec le caillot intra-arachnoïdien. Il faut encore savoir que dans les cas d'épanchement considérable, même à l'extérieur de la dure-mère, et lorsque l'on parvient à détacher tous les caillots au moyen d'injections poussées doucement, ou avec la tête d'un porte-mèches, ainsi que je l'ai fait plusieurs fois, il y a des circonstances où le cerveau reste déprimé et ne fait aucun effort pour revenir sur lui-même, de sorte que l'opération n'a pour résultat que de laisser un vide proportionné à l'épaisseur et à l'étendue de l'épanchement.

L'opération offre donc peu de chances de salut. On sait que Desault, dégoûté de ses insuccès, avait fini par l'abandonner, et y avait substitué l'emploi des révulsifs. Dans ces derniers temps, M. Gama (1), qui a adopté la méthode du traitement indiqué plus haut, a aussi beaucoup insisté sur l'inutilité du trépan.

Cependant, des faits authentiques et nombreux ne permettent pas de douter qu'en ouvrant le foyer principal de l'épanchement, on peut enlever la cause principale des accidens, et en confiant à l'absorption le soin d'emporter le reste, conduire les malades à une heureuse guérison. Je crois que c'est à tort que l'on rejette le trépan d'une manière aussi exclusive.

Mais le trépan pratiqué pour remédier aux suites d'une hémorrhagie peut lui-même devenir la source de cet accident. La crainte d'ouvrir l'artère méningée moyenne et le sinus longitudinal supérieur ont fait depuis long-temps ériger en précepte de ne point trépaner sur le trajet de ces vaisseaux. Cependant, l'expérience a prouvé

(1) *Traité des plaies de tête*, 2e édition, Paris 1835.

qu'ils pouvaient être ouverts impunément. Warner, Lassus, Dupuytren ont observé la lésion du sinus longitudinal supérieur. J'ai vu le dernier, dans un de ces cas, arrêter l'hémorrhagie en pinçant pendant quelque temps la plaie avec une petite baguette de bois vert fendue à son extrémité.

M. Larrey a arrêté par la cautérisation, à l'aide d'un stylet boutonné rougi au feu, l'hémorrhagie provenant de la lésion de l'artère meningée moyenne. Physick a employé le tamponnement et Dorsey la ligature. D'autres ont introduit dans l'ouverture du trépan un bouchon de liége percé à son centre.

Les plaies qui ouvrent largement le crâne peuvent aussi produire les mêmes lésions. Dans tous ces cas, le sang qui s'écoule a bien plus de tendance à se porter au-dehors qu'à former un épanchement dans une cavité aussi exactement remplie que celle du crâne, et l'on peut en général se rendre maître du sang par des moyens simples, tels que ceux que nous avons indiqués. Les principaux faits émis dans cet article trouveront leur preuve dans les observations suivantes.

Obs. XII. — *Anévrysme de l'artère méningée moyenne, incisée pour une loupe. — Mort par hémorrhagie (Krimer, journal de Graefe).* (1) —Cette tumeur prise et opérée pour une loupe

(1) *Archives de médecine*; t. XVII, 1828, p. 593.

existait à la tempe gauche et avait la grosseur d'une noix, elle était fixée à l'os même par un pédicule de la grosseur d'un plume à écrire que l'opérateur coupa d'un seul coup de bistouri; mais à l'instant un jet de sang artériel vint l'effrayer, il crut avoir ouvert la temporale profonde, l'exploration la lui démontra intacte, l'ouverture qui fournissait le sang avait son siège dans l'os lui-même. Quoique la malade n'eût perdu qu'une livre et demie de sang, elle tomba en syncope et mourut quelques heures après. Il paraît qu'après l'ablation de la tumeur, l'artère se retira de l'ouverture faite à l'os et que le sang dont l'écoulement au dehors était empêché par le tamponnement, continua de s'épancher dans l'intérieur du crâne.

M. Richerand (1) a publié un cas d'hémorrhagie de la temporale par la piqûre d'une sangsue arrêtée par le cautère actuel.

Obs. XIII. — Le sujet était un très jeune enfant sur lequel inutilement on avait employé les moyens compressifs ordinaires, et même le nœud d'emballeur, M. Richerand eut recours avec succès, à l'application de l'extrémité d'une clef non forée, rougie à blanc, sur la petite plaie.

Obs. XIV. — *Artère sphéno-épineuse.* — Dans un cas de fracture du crâne et de trépanation

(1) *Journal général.* 1819, t. LXVIII, p. 219.

sur l'angle pariétal, la compression latérale ayant été inutilement employée, pour arrêter une hémorrhagie fournie par l'artère sphéno-épineuse, on s'en rendit maître en introduisant dans l'ouverture de petits morceaux de cire. (1)

Obs. XV. — *Plaie pénétrante du crâne. — Hémorrhagie très abondante. — Guérison.* — Un domestique d'une famille noble avait reçu un coup sur la ligne médiane de la tête d'avant en arrière; le corps vulnérant avait pénétré jusqu'au corps calleux, les vaisseaux et le sinus longitudinal supérieur avaient été divisés; deux livres de sang et au-delà s'écoulèrent par la plaie, la lipothymie survint; les personnes présentes crurent que le domestique était mort. Je fus mandé; le malade fut réveillé comme d'un profond sommeil, le sang coula de nouveau; ayant mis à nu la plaie qui égalait tout le grand diamètre de la tête et parvenait, comme je l'ai dit, au corps calleux, je pansai, avec du coton imbibé de styptiques et recouvert de poudres astringentes : l'écoulement s'arrêta; le quatorzième jour l'appareil fut levé et le sang ne s'écoula plus. Je continuai les pansemens avec des digestifs. Le vingtième jour la substance cérébrale

(1) Latour, *Histoire philosophique et médicale des hémorrhagies, de leurs causes*, etc. Paris, 1828, 2 vol. in-8, t. 1, p. 35.

qui était à nu, devint rouge, se couvrit de bourgeons charnus; je continuai les mêmes pansemens, et, avec l'aide de Dieu, le malade guérit très bien. (1)

OBS. XVI. — ***Plaie de la tempe avec division de l'oreille, produite par deux coups de sabre. — Ouverture de l'artère temporale. — Mort.*** — Dans les premiers jours de février 1820, le docteur Carron de Villards fut appelé à donner ses soins à un officier supérieur, que l'on venait de trouver à une heure du matin baigné dans son sang, sur la place Paesana, à Turin. C'était le colonel de Maréchal qui, chargé de vérifier les comptes suspects des sous-officiers des chasseurs aux gardes, avait été assailli par deux de ceux-ci au moment où il rentrait chez lui. Étourdi par le coup, il n'avait pu crier au secours, et il avait succombé à une hémorrhagie produite par l'ouverture complète de la temporale au niveau du pavillon de l'oreille : le blessé nageait dans des flots de sang que l'on évalua à plusieurs kilogrammes.

OBS. XVII. — ***Contusion sur l'occiput; accidens, mort. — Epanchement sous la dure-mère. — Fêlure des os du crâne.*** — Wepfer cite le cas d'un homme de cinquante ans, qui se fit une forte contusion à l'occiput; des accidens se ma-

(1) *De Marchettis*, p. 6.

nifestent, comme délire, écoulement de sang par l'oreille droite et la bouche... il meurt enfin au milieu d'un état apoplectique.

On trouve beaucoup de sang épanché vers la dure-mère; cet épanchement se prolonge jusqu'à la base du crâne et à la moelle. La base du crâne était fracturée. (Latour, vol. 1, p. 56.)

Obs. XVIII. —*Chute et épanchement dans les ventricules du cerveau.* —Rossignol tombe d'un deuxième étage; la stupeur d'abord se déclare, puis l'hémiplégie apparaît au côté gauche. Le malade meurt le cinquième jour.

On trouve dans le centre de l'hémisphère droit du cerveau un épanchement considérable de sang coagulé, ainsi que dans les ventricules latéraux. (Latour, vol. 1, p. 59.)

Obs. XIX. — *Contusion au crâne.* — *Mort le cinquième jour.*— — *Epanchement.* (Valsalva.) —Un homme de soixante ans se frappe fortement la tête. Paralysie au bras gauche; pouls dur; respiration laborieuse. Le quatrième jour, il perd l'usage de la voix; le cinquième, il meurt.

On trouve à l'ouverture deux onces de sang dans le ventricule droit du cerveau. (Latour, vol. 1, p. 160.)

Obs. XX. — *Contusion sur l'œil.* — *Ruptures des veines ophthalmiques.* — *Epanchement de sang à la base du crâne.* — *Mort.* — Fernel raconte qu'un homme ayant reçu un coup sur l'œil droit, tomba comme frappé d'apoplexie; douze heures après, il était mort.

On reconnut que les veines inférieures de l'œil avaient été déchirées et avaient laissé s'épancher deux cuillerées de sang à la base du crâne. (Latour, vol. 1, p. 57.)

Obs. XXI. — *Chute.* — *Epanchement.* — *Compression.* — *Vingt-sept applications de trépan.* — *Guérison.* — Stalpart Vander-Viel rapporte que Philippe de Nassau Weickens tomba de cheval; aux symptômes, on reconnut qu'il y avait épanchement : on appliqua vingt-sept fois le trépan, et à la vingt-septième application seulement, on découvrit l'épanchement. Le malade guérit parfaitement, vécut encore quatre ans et pouvait même boire plus après cet accident qu'il ne le faisait avant. (Latour, vol. 1, p. 54.)

Obs XXII. — *Coup de poing sur la tête.* — *Mort.* — *Epanchement de sang dans les ventricules.* — Henri de Heers raconte qu'une femme ayant été frappée d'un coup de poing sur la tête, tomba comme frappée d'apoplexie, et mourut bientôt.

Les ventricules étaient distendus et remplis d'un sang coagulé. (Latour, vol. 1, p. 59.)

Obs. XXIII. — *Epanchement de sang considérable sans hémiphlégie complète.* — *Contusion du cerveau.* — En 1829, on apporta, dans mon service à l'Hôtel-Dieu, salle Saint-Côme, une femme âgée de 30 ans, d'une bonne constitution, qui était tombée pendant la nuit dans un escalier. On ne put avoir aucun renseignement sur ce qu'elle avait éprouvé depuis sa chute; voici dans quel état elle se trouvait à son entrée: trouble des idées, air inquiet, œil hagard, parole brusque; elle opposait une assez grande résistance à ce qu'on la déshabillât, et l'on fut obligé de la contenir à l'aide du gilet de force.

Tous les membres étaient également sensibles et mobiles; le pouls était fréquent et développé.

La partie antérieure de la tempe gauche, la région voisine du front et de l'orbite offraient un gonflement et une ecchymose considérables. Le point correspondant à l'apophyse orbitaire externe du coronal, était mou, dépressible, et pouvait simuler une fracture avec enfoncement de cet os. Sur les membres existaient plusieurs traces de contusions.

(Saignée de trois palettes; résolutifs sur la tempe et le front, infusion de fleurs de tilleul et d'oranger.)

Le deuxième jour, même état; soif intense; dévoiement léger.

(Saignée, lavement émollient, avec addition de dix gouttes de laudanum de Rousseau, sérum.)

Le troisième jour, peu d'agitation; pas de sommeil; paroles incohérentes; douleurs légères à la partie antérieure de la tête; soif très vive, langue un peu rouge sur les bords; pouls assez fréquent et peu développé. (Dix sangsues derrière chaque oreille; sérum.)

Le quatrième jour, trouble des idées peu marqué; faiblesse légère du bras gauche; embarras de la parole; pesanteur de tête; soif intense, douleur à la région épigastrique. A des distances plus ou moins grandes, et ordinairement toutes les quatre ou cinq minutes ont lieu des accès épileptiformes; les yeux deviennent tout-à-coup immobiles et se dirigent bientôt fortement à gauche; les paupières, de ce côté, sont agitées de mouvemens convulsifs, ainsi que la commissure labiale correspondante qui, de plus, est fortement déviée dans le même sens; le cou se gonfle; le larynx subit des mouvemens rapides d'élévation et d'abaissement, le tronc se courbe latéralement, de manière à devenir concave au flanc gauche. Les membres du même côté, d'abord fortement étendus, sont ensuite agités de mouvemens alternatifs de flexion et d'extension, ou de tremblemens convulsifs. La respiration est haute et précipitée; le pouls très fréquent; il y a insensibilité à tous les stimulans. Cet état persiste pendant un quart de minute environ, et fait place à une stupeur qui se dissipe par degrés.

(Douze sangsues derrière chaque oreille. Leurs

piqûres saignent abondamment pendant toute la journée.)

Le cinquième jour, les accès sont moins fréquens. (Vingt sangsues; sinapismes aux jambes.)

Le soir ils ont presque entièrement disparu; la faiblesse du bras gauche n'est pas appréciable; la malade paraît calme, et répond très bien aux questions qu'on lui adresse. Elle assure n'avoir jamais été malade avant cet accident et n'être jamais sujette à l'épilepsie (les renseignemens pris hors de l'hôpital ont été conformes à ceux qu'elle a fournis). Le sixième jour plus d'accès; le dévoiement est calmé.

Le septième jour au matin, sans cause appréciable, les accès sont revenus aussi fréquens et aussi forts qu'auparavant; le bras gauche est flasque et retombe quand on le soulève; la sensibilité y est obtuse; la jambe de ce côté offre les mêmes symptômes, mais à un degré moins marqué. Du reste, pouls petit et fréquent, face peu animée œil fixe, douleur à la tête et à l'estomac. (Douze sangsues derrière les oreilles, rubéfians aux jambes, boissons émollientes.)

Du huitième au douzième jour, les accès diffèrent peu de fréquence et d'intensité. L'état de la malade, dans leurs intervalles, reste aussi variable, l'affaissement néanmoins semble aller en croissant. La bouche se dévie légèrement à droite : la parole est un peu embarrassée; la faiblesse des membres du côté gauche devient très prononcée; le supérieur est plus affecté que l'inférieur, et la sensibilité plus diminuée que la motilité. La malade conserve assez bien ses facultés intellectuelles, et se plaint toujours de la tête et de l'épigastre; elle a une soif excessive et ne sort de son état d'affaissement que pour demander à boire, et avoir immédiatement après un accès de mouvemens convulsifs. On insiste, mais sans succès, sur les boissons délayantes, les applications de sangsues derrière les oreilles, en petit nombre, et souvent répétées ; les rubéfians sur les extrémités inférieures et quelques lavemens purgatifs.

Le treizième et le quatorzième jour au matin, la faiblesse est extrême, les accès, très violens, se succèdent à de courts intervalles; la contracture est plus prononcée; l'intelligence libre; la tête et le cou sont renversés en arrière : la malade porte souvent la main droite à la tête et demande à boire à chaque instant.

Le quatorzième jour au soir, les yeux sont entr'ouverts et immobiles; les pupilles contractiles et médiocrement dilatées, la sensibilité est obtuse; la déglutition très difficile ; la respiration stertoreuse; le pouls fréquent, très petit; la malade demande sans cesse à boire d'une voix affaiblie et mourante. La respiration devient encore plus difficile pendant la nuit, augmentation des mouvemens convulsifs ; à quatre heures du soir la malade est morte.

Autopsie.— Le tissu cellulaire qui revêt la moitié gauche du crâne est infiltré de sang, ainsi que celui du voisinage de la suture fronto-pariétale, qui est disjointe dans la plus grande partie de son étendue. Il existe là entre les os un intervalle d'une demi-ligne au moins, rempli de sang concret; le pariétal droit à son angle antérieur inférieur, offre une fêlure qui s'étend jusqu'à la suture squammeuse; rien sur la dure-mère; du sang brunâtre, fluide, environ deux ou trois onces, est renfermé dans l'arachnoïde, au niveau de la face convexe de l'hémisphère; un caillot également de deux ou trois onces, épais de quatre ou cinq lignes dans son centre, et de couleur chocolat, adhère assez fortement au feuillet méningien de cette membrane, il tapisse presque toute la face convexe de l'hémisphère droit, dont les circonvolutions sont déprimées. La tente du cervelet, sur sa face supérieure, ainsi que les fosses cérébrales droites antérieures et moyennes, sont occupées par du sang demi coagulé. Le tissu cellulaire sous-arachnoïdien est infiltré de sang. Le lobe moyen de l'hémisphère, du côté droit, offre à sa partie externe, une contusion large d'une pièce d'un franc, et qui s'étend à quatre ou cinq lignes de profondeur. Une bouillie brunâtre a remplacé la substance cérébrale qui reprend graduellement sa consistance et sa couleur, à mesure que l'on s'éloigne du centre de la désorganisation.

Le feuillet de l'arachnoïde qui recouvre l'hémisphère gauche, présente un peu d'épaisseur et d'opacité. Les autres parties du cerveau sont intactes, ainsi que le cervelet. Les ventricules contiennent à-peu-près une once de liquide.

Obs. XXVI. — *Fracture du crâne, déchirure de la carotide gauche dans le canal carotidien, épanchement considérable dans le crâne, hémiplégie du même côté.* — Le 26 janvier 1836, on apporta, salle Sainte-Jeanne, à onze heures du matin, un individu qui venait de faire une chute de vingt pieds. Il était tombé sur la tête. A la partie supérieure gauche de la tête, il existe une plaie contuse d'où il s'écoule peu de sang. Le malade est sans connaissance; les yeux, entr'ouverts, sont insensibles à la lumière, la bouche est aussi entr'ouverte, les ailes du nez sont fortement dilatées, la respiration se fait avec bruit et difficulté, elle est râleuse plutôt que stertoreuse; les pupilles sont légèrement dilatées et immobiles; le pouls est plein, mou. Du côté droit, au bras et à la jambe, il y a contracture; si on soulève ces membres, ils retombent, mais moins pesamment que ceux du côté gauche où l'insensibilité et la résolution sont complètes. De ce dernier côté, avec quelque force qu'on pince la peau, le malade n'en témoigne aucun signe d'impatience. Il ne s'est écoulé aucune matière fécale ni urinaire. Deux saignées peu abondantes.

Sangsues derrière les oreilles en permanence, eau froide sur la tête, sinapismes aux mollets, petit lait émétisé.

A la visite du soir, son état est peu modifié, la respiration est plus précipitée. Tout annonce une fin prochaine : du sang s'écoule par la bouche et le nez. Le malade meurt le 27 au matin, à cinq heures trois quarts.

Autopsie. — Raideur cadavérique très prononcée. Le crâne est scié circulairement. Du côté gauche, entre la dure-mère et le crâne, dans la région temporale et la fosse moyenne, on trouve un vaste épanchement circonscrit, qui s'étend d'avant en arrière, dans une étendue de six pouces sur trois de haut en bas. Ce caillot a un pouce d'épaisseur au centre. La fracture du crâne s'étend depuis le pariétal gauche, la portion écailleuse du temporal, le rocher, jusque sur la base du sphénoïde, la grande aile droite et le rocher du même côté. La petite aile du sphénoïde de ce côté est séparée du frontal; l'hémisphère gauche du cerveau, dans les points correspondans au caillot, est déprimé, enfoncé; les ventricules contiennent un peu de sérosité sanguinolente. Des traces de contusion occupent la portion gauche de la protubérance, et vont se perdre insensiblement vers la ligne médiane.

Épanchement sanguin dans la plèvre gauche et dans l'épaisseur du muscle grand-pectoral du même côté. Fracture des deuxième, troisième, quatrième, cinquième côtes gauches.

OBS. XXV. — *Chute sur la tête. — Commotion et compression du cerveau. — Fracture des os du crâne. — Opération du trépan; malgré l'évacuation du sang, le cerveau reste déprimé. — Mort.* — Le nommé Fleuriot, concierge, âgé de 67 ans, a été trouvé, le 15 octobre 1834, couché sur la place du Carrousel; on l'a immédiatement transporté à l'Hôtel-Dieu, où il a offert les symptômes suivans:

Il est couché sur le dos, dans une immobilité absolue, son visage pâle et défiguré est recouvert de sang desséché, la bouche est déviée à gauche, un peu entr'ouverte, ses lèvres s'élèvent et s'abaissent à chaque mouvement d'inspiration et d'expiration; les paupières de l'œil gauche sont tuméfiées, fortement ecchymosées, du sang est infiltré sous la conjonctive oculaire, la pupille de ce côté est un peu dilatée, celle du côté droit est très resserrée, du sang s'est écoulé par l'oreille gauche et la narine du même côté, une tumeur large existe au côté gauche du crâne, elle offre un bord supérieur arrondi qui la limite dans ce point, elle paraît occuper tout l'espace que recouvre le muscle temporal; elle est dure dans toute son étendue et offre seulement un peu d'empâtement dans quelques points; la tête rasée entièrement, n'a offert en aucune autre partie de traces de plaie ou de contusions.

Une contracture très prononcée existe également aux deux membres supérieurs et s'oppose à ce qu'on puisse étendre les avant-bras sur les bras; le membre droit retombe plus lourdement que le gauche, il en est de même pour le membre inférieur, du même côté; la sensibilité est encore un peu conservée aux deux membres du côté gauche, elle paraît abolie à droite; la peau est froide, surtout aux extrémités; l'haleine exhale une odeur de vin très prononcée, le pouls est lent et faible, le malade ne répond à aucune question, la respiration est haute, accélérée.

On se borne d'abord à le réchauffer avec une boule remplie d'eau chaude, des cataplasmes synapisés sont appliqués aux extrémités; sous l'influence de ces moyens, la réaction s'est établie, la contracture a cessé d'être aussi manifeste et la résolution du côté droit est devenue plus marquée.

Saignée ℥ XII, petit-lait stibié, 2 ou 3 sangsues sont appliquées toutes les heures derrière chaque oreille.

17. La figure est plus altérée encore que la veille, la bouche est ouverte, la commissure du côté gauche est plus pendante que celle du côté

opposé, le pouls qui s'est notablement affaibli est intermittent, la résolution des membres supérieur et inférieur du côté droit est encore plus prononcée que la veille, elle commence aussi à être sensible du côté opposé, la sensibilité est complètement abolie des deux côtés ; la respiration est stertoreuse.

Il ne restait qu'un seul moyen à employer, c'était la trépanation; encore les circonstances fâcheuses dans lesquelles se trouvait le malade rendaient-elles les chances de cette opération bien doutense.

Elle fut néanmoins pratiquée.

Une incision cruciale a été faite au côté gauche du crâne, à trois travers de doigts au-dessus de l'apophyse mastoïde, à la partie la plus reculée de la tumeur sanguine, les parties qui ont été incisées étaient infiltrées de sang, le périoste était détaché dans une grande étendue.

La dénudation des os du crâne a rendu apparente une fracture transversale des os en ce point; une couronne de trépan a été appliquée et a perforé rapidement ces os dont l'épaisseur n'est pas considérable ; dès que la pièce d'os a été enlevée on a pu apercevoir un épanchement de sang noir et en caillots qui occupait dans la cavité crânienne une étendue considérable; sa consistance a exigé l'emploi de curettes, de pinces pour évacuer cette énorme poche au fond de laquelle on apercevait la dure-mère agitée par les mouvemens du cerveau qui étaient très faibles ; cet organe n'a point repris son ressort après que l'obstacle causé par le sang a été enlevé.

Le malade n'a pas été très affaibli par l'opération , la plaie a été pansée à plat ; un linge cératé et de la charpie ont tenu relevés les lambeaux des parties molles, ces pièces d'appareil ont été soutenues par quelques tours de bande , et l'on a donné à la tête une position telle que l'ouverture qui venait de lui être faite correspondît au point le plus déclive.

La malade est mort 4 heures après.

Autopsie. — Vingt heures après la mort. — Il existe de la raideur dans les membres.

Crâne. — Un infiltration de sang considérable existe au côté gauche de la tête ; ce liquide, dont la couleur est noirâtre, forme une couche assez uniforme entre la peau et l'aponévrose superficielle du muscle temporal d'une part, et de l'autre entre ce muscle et les os qui forment la fosse qu'il recouvre.

Du même côté, la dure-mère est décollée dans une grande étendue, le sinus longitudinal et les sinus latéraux, sont détachés des os auxquels ils se fixent, il n'y existe aucune déchirure; le sang épanché a été fourni par l'artère méningée moyenne.

La fracture qui a été constatée du vivant de

l'individu s'étend de l'occipital à la portion mastoïdienne du temporal, et gagne de là le rocher qui est divisé de sa base à son sommet.

Une petite lamelle osseuse appartenant aux apophyses d'Ingrassias du même côté, est enfoncée.

Il n'existe point de fracture à la lame criblée de l'ethmoïde, ni au rocher du côté opposé.

L'extrémité antérieure des deux lobes antérieurs du cerveau est le siège d'une violente contusion qui est plus prononcée à droite qu'à gauche; la substance encéphalique, combinée avec le sang dans une étendue de six lignes, est ramollie.

Le sommet du lobe moyen du côté gauche offre une altération semblable.

Des ecchymoses partielles existent dans la substance blanche de l'hémisphère gauche; un pointillé marqué s'observe du côté opposé.

Thorax. — Les cavités gauches du cœur ne contiennent qu'une petite quantité d'un sang noirâtre; leurs parois sont revenues sur elles-mêmes; à droite, le liquide est plus abondant.

Les deux poumons adhèrent dans toute leur étendue aux parois de la poitrine; leur parenchyme est infiltré d'une sérosité sanguinolente; il n'est point ramolli.

Abdomen.—Le foie a conservé sa consistance

normale. Le tube digestif n'est le siége d'aucune altération.

Obs. XXVI. — *Déchirure du sinus latéral gauche à la suite d'une chute sur le crâne; disjonction de la suture lambdoïde; fracture comminutive du rocher du même côté; hémorrhagie abondante par l'oreille.* — Le 2 mai, au soir, le nommé Leroy balayeur, étant ivre, tomba dans un escalier. Il fut relevé et mis dans son lit, où il resta pendant deux jours sans faire appeler de médecin; pendant tout ce temps le sang coula abondamment par l'oreille et coulait encore le troisième jour, qu'il se leva pour aller chercher une sage-femme, son épouse étant sur le point d'accoucher. Il parcourut un espace de plus de deux lieues, avec la même agilité qu'il l'eût fait en bonne santé. A son retour, il se plaignit d'un peu de fatigue et de mal de tête. Le sang avait cessé de couler par l'oreille. Alors tous les symptômes augmentèrent d'intensité; somnolence, délire, résolution complète du côté droit, etc. Il meurt le quatrième jour de l'accident, à dix heures du soir.

A l'autopsie, on trouva une fracture de la base du crâne, de l'apophyse mastoïde, du conduit auditif du côté gauche, et une déchirure énorme du sinus latéral du même côté, à l'endroit où il s'ouvre dans le trou déchiré postérieur.

Immédiatement au-dessous du pariétal, dans

le lieu où a porté la violence extérieure, il y a un épanchement sanguin circonscrit entre l'os et la dure-mère, qui présente une circonférence de 5 à 6 pouces. Les lobes antérieurs du cerveau sont contus.

L'absence des phénomènes de compression dans les premiers momens peut s'expliquer de la manière suivante : le sinus déchiré, communiquant avec la fracture du rocher, et cette dernière avec l'oreille externe ; le sang au lieu de s'amasser dans le crâne et de comprimer le cerveau, suivit la voie qui lui était ouverte et s'écoula par l'oreille. La quantité de sang écoulé a été évaluée à trois livres, et tant que dura l'hémorrhagie, les phénomènes de compression ne se manifestèrent pas. (1)

§ III. Hémorrhagies traumatiques de la face.

Les artères de la région sourcilière, celles de la joue, celles qui rampent à la surface du nez, peuvent être intéressées par des plaies ou des opérations ; mais il est extrêmement rare qu'elles fournissent une hémorrhagie de quelque importance ; presque toujours, au contraire, ou le sang s'arrête de lui-même, ou bien on réunit la plaie par la suture, et alors encore l'écoulement

(1) *Bulletin de la Société anatomique*, n° 5, année 1834. — Observation communiquée par Boinet, interne des hôpitaux.

de sang se trouve solidement réprimé; enfin, lors même qu'il y a plaie avec perte de substance, l'impression de l'air, la ligature, la torsion de l'orifice vasculaire, ou enfin la simple compression de l'appareil, suffisent pour suspendre efficacement l'hémorrhagie.

J'ai plusieurs fois, dans des cas d'affection cancéreuse du nez, enlevé toute cette éminence avec une partie considérable des joues et de l'épaisseur de la lèvre supérieure, et jamais cette opération n'a donné lieu à une hémorrhagie qui ait exigé autre chose que la ligature ou une légère compression de l'appareil.

Comment donc expliquer le fait suivant, rapporté par Fabrice de Hilden : (1)

Obs. XXVII. — *Hæmorrhagia ex abscissione venæ, ad majorem oculi canthum, mors.* — « Quam periculosus sit fervor atque ebullitio « sanguinis, in juvene, observare licuit. Is cum « ludo gladiatorio diù dimicando, supra modum « incaluisset. Vulnus majorem oculi canthum « dextri accepit, ubi ramus venæ jugularis exter- « næ, ad frontem ascendens, simùl abscissus « fuit. Qui licet exiguus sit, tanto nihil ominùs « secuta est hæmorrhagia, ut vulneratus, post « nostrum adventum expiravit. »

Les artères coronaires sont toujours intéres-

(1) Cent. II, obs. XIV.

sées dans la section complète et verticale de toute l'épaisseur des lèvres, et il suffit presque toujours du rapprochement simple, ou du rapprochement au moyen de la suture entortillée, pour arrêter l'effusion du sang; quelquefois cependant, l'écoulement continue avec une sorte d'opiniâtreté.

L'observation qu'on va lire servira à faire connaître dans quelles circonstances il en peut être ainsi, et quels moyens peuvent être employés pour remédier à l'hémorrhagie.

Obs. XXVIII. — *Hémorrhagie résultant de la lésion de l'artère labiale coronaire.* — Dans les premiers jours de février 1836, a été reçu, dans mon service, un homme âgé de 40 ans, maçon de profession. Il reçut huit jours avant son entrée à l'hôpital un violent coup de poing sur la lèvre supérieure, qui se trouva ainsi comprimée contre l'arcade dentaire; il en résulta une plaie très légèrement contuse qui offre environ deux à trois lignes de longueur, et une ligne de profondeur; cette solution de continuité est située précisément sur la ligne médiane, et occupe la partie postérieure de cette lèvre au niveau du bord libre.

Au moment de l'accident, le malade dit avoir perdu beaucoup de sang, mais au bout d'une heure et demie l'écoulement s'arrêta; pendant huit jours il ne se passa rien de remarquable;

la lèvre, d'abord tuméfiée, se dégorgea bientôt; et cet homme continua de se livrer aux travaux de sa profession. Le 26 janvier, 7 jours après l'accident, il aidait à décharger une voiture de plâtre. Au moment où on lui jette un sac sur la tête, il reçoit une secousse assez forte, et l'hémorrhagie se renouvelle, elle dure près d'une demi-heure. Le soir, sans aucune cause appréciable, nouvelle hémorrhagie. Ce n'était pas par jet que le sang coulait, mais en bavant. Malgré les tentatives qu'on fit pour l'arrêter, il continua à s'échapper pendant toute la nuit. Le lendemain à 10 heures l'hémorrhagie reparaît; le malade, très affaibli, entre alors à l'hôpital vers une heure après midi. On applique un bandage qui comprimait la lèvre contre l'arcade dentaire; l'écoulement de sang, d'abord suspendu, recommence à deux heures et demie, et dure jusqu'à quatre heures; le malade est faible; il paraît menacé de syncope, sa face est pâle et couverte de sueur; son pouls fréquent conserve assez d'expansion, mais il se laisse facilement déprimer.

Pendant qu'on faisait rougir des cautères, on arrêta provisoirement l'hémorrhagie en comprimant la lèvre entre les doigts : on cautérisa, le sang cessa de couler pendant environ un quart d'heure; au bout de ce temps il reparaît, mais on s'en rend définitivement maître à l'aide d'une compression méthodique exercée sur les deux artères faciales, au niveau de leur passage sur le corps de la mâchoire, au-devant du masseter. On évalue à deux livres la quantité de sang qu'a perdu le malade, pendant son séjour à l'hôpital.

L'appareil fut maintenu pendant trois jours; le 1er février, sixième jour de son entrée, le malade était encore pâle et affaibli; il demande et obtient de quitter l'hôpital.

On a pourtant vu des hémorrhagies de ces artères, consécutives à la suture, après l'opération du bec-de-lièvre. Elles se sont faites par les plaies des aiguilles, au moment où on les retirait.

Elles ont évidemment tenu à ce que l'on n'avait pas embrassé une épaisseur de parties assez grande, pour que l'artère coronaire fût comprimée entre l'aiguille et le fil; on y remédierait facilement, de même qu'à toutes les hémorrhagies des coronaires auxquelles la suture n'est pas applicable, soit en serrant pendant quelque temps la lèvre entre les deux doigts, soit en établissant une compression sur le trajet de la maxillaire externe, au-devant du masseter, sur le corps de la mâchoire.

Obs. XXIX. — ***Plaies à la face, hémorrhagie primitive, hémorrhagie consécutive, compres-***

sion. — Wackernie (Maximilien), âgé de trente-trois ans, cordonnier, entra à l'Hôtel-Dieu, salle Saint-Paul, n° 18, le 23 avril 1827.

Cet homme était dans un état d'ivresse complète, quand il fut assailli par des gens inconnus qui lui firent différentes plaies au visage. On remarquait une plaie déchirée intéressant toute l'épaisseur de la peau, dans l'étendue d'un demi-pouce, à la paupière supérieure gauche; une autre plus profonde, inégale, à-peu-près de même étendue à la paupière inférieure du même côté; celle-ci présentait une légère perte de substance. Les paupières étaient infiltrées, leur écartement presque impossible, mais l'œil était intact. Il existait encore une plaie beaucoup plus considérable que les deux premières; elle commençait au-dessous de la cloison du nez, pénétrait jusqu'à l'os, divisait l'aile gauche du nez, en devenant plus superficielle, jusqu'à la joue, décrivait à-peu-près un demi-cercle. Sa longueur était d'environ deux pouces et demi. Les plaies avaient fourni beaucoup de sang au moment de l'accident; il en coulait encore beaucoup quand le malade fut pansé par le chirurgien de garde. C'était surtout par l'extrémité interne de la plaie, qui intéressait l'aile du nez, que le sang s'échappait en plus grande quantité. Cependant, à l'aide de la réunion immédiate et d'une compression légère, le sang cessa promptement de couler. Le pouls était petit et faible. Il ne fut pas saigné de suite. Mais le soir, je fis pratiquer une large saignée, la réaction ayant eu lieu, et je fis faire des affusions d'eau froide toutes les demi-heures.

Le lendemain et le surlendemain, quoiqu'on eût arrosé d'eau froide, les paupières gauches étaient extrêmement tuméfiées, douloureuses. (15 *sangsues derrière l'oreille gauche, lavement laxatif, pédiluve synapisé.*)

Sous l'influence de ce traitement, la tuméfaction, la douleur diminuèrent, les plaies des paupières commencèrent à suppurer, la partie externe de la troisième plaie s'était réunie, l'interne paraissait disposée à suppurer, le malade semblait être à l'abri de tous les accidens, lorsque, le 28, à la suite d'un bain de pied, il survint une hémorrhagie fournie par le bout de l'artère faciale; elle fut arrêtée par la compression. Une seconde hémorrhagie plus considérable que la première eut lieu dans la journée, et fut suivie, le lendemain, de trois autres hémorrhagies, moins abondantes que les précédentes. L'appareil appliqué pour arrêter la cinquième hémorrhagie fut laissé en place jusqu'au 2 du mois de mai, et fut alors levé sans nouvel écoulement de sang. Les plaies, dont les bords furent rapprochés par des bandelettes agglutinatives, se réunirent par seconde intention, et étaient cicatrisées lors de la sortie du malade, qui eut lieu le 28 mai.

On croirait difficilement, qu'une hémorrhagie fournie par la faciale ait pu devenir dangereuse, voici cependant un fait qui le prouve.

Obs. XXX. — Un jeune homme de vingt ans reçut une blessure dans la joue droite, s'étendant depuis la commissure de la lèvre du même côté jusqu'au lobe de l'oreille, la peau et les muscles avaient été intéressés. Le chirurgien ayant examiné cette blessure, prononça qu'elle guérirait en peu de jours. Cependant chaque jour il y eut deux et trois hémorrhagies, et le chirurgien se décida, vers le huitième jour, à demander les conseils d'un médecin. Celui-ci, après avoir examiné la blessure et la croyant légère, reprocha au chirurgien sa pusillanimité, lui ordonna de mettre, de temps en temps, une poudre styptique et une liqueur de même nature. On suivit scrupuleusement l'ordonnance; mais ces hémorrhagies se renouvelant chaque jour plusieurs fois, après le quatorzième la fièvre s'empara du malade, qui perdit toutes ses forces. Le médecin ne sachant plus que faire, conseilla le repos, défendit de parler, et permit des alimens faciles à ingérer, dans la crainte que la mastication ne renouvelât l'hémorrhagie. Enfin, le malade, très affaibli, réclama l'assistance d'un autre médecin. Celui-ci, en examinant la blessure, reconnut au jet du sang, qui coulait en arcades, qu'une artère était ouverte; aussitôt il mit le doigt dans la blessure; avec une lancette, divisa l'artère sous son doigt, à l'aide duquel il la comprima pendant quelques instans, après l'avoir divisée. L'hémorrhagie s'arrêta, pour ne plus reparaître, par des remèdes tempérans et de la nourriture, le malade recouvra promptement ses forces et sa santé. (1)

Hémorrhagies traumatiques fournies par l'artère ophthalmique. — Il est fort rare que l'artère ophthalmique, même après l'extirpation de l'œil pour un cancer ou un fongus hématode, fournisse une hémorrhagie inquiétante. Presque toujours l'écoulement du sang cesse de lui-même, après avoir diminué graduellement, et lorsqu'il continue et que les paupières ont été conservées, ces voiles membraneux se rapprochent, se collent et forment ensemble une barrière qui, après s'être laissé distendre jusqu'à un certain point, réagit sur ce caillot et arrête l'hémorrhagie.

La plupart des praticiens, pourtant, introduisent dans l'orbite quelques boulettes de charpie mollette ou une éponge; M. Travers veut qu'on y place un sachet rempli de cataplasme émollient, dans l'intention d'exercer la compression la plus

(1) *Thèses de chirurgie*, année 1756, Wislinghausen. Iéna.

douce possible, et de prêter un point d'appui aux paupières.

Cependant, il arrive quelquefois que l'écoulement du sang continue d'une manière inquiétante. Le moyen le plus simple qui se présente alors, c'est le tamponnement, auquel la forme de la cavité orbitaire et la situation profonde du vaisseau, se prêtent très bien; mais ce moyen n'est pas sans inconvénient, il occasionne de la douleur et une inflammation vive que le voisinage du cerveau peut rendre dangereuse.

On peut, dans quelques cas, arrêter l'hémorrhagie par un procédé plus simple: c'est quand le sang est fourni par un seul orifice; il suffit alors souvent de le tenir serré pendant quelques instans entre les branches d'une pince à mors plats et à coulant pour prévenir sans retour l'hémorrhagie.

Hémorrhagies par les artères ciliaires.—Après l'ablation du segment antérieur de l'œil, lorsque l'incision a porté en arrière de la cornée, pour remédier à un staphylôme, ou à une ophthalmite violente, ou à une hydrophthalmie, on a quelquefois observé une hémorrhagie continue assez forte pour affaiblir le malade. Cependant des lotions réfrigérantes en ont presque toujours triomphé.

Hémorrhagies traumatiques du nez et des fosses nasales. — Les plaies du nez, de même que celles qui pénètrent dans les fosses nasales, ne sont guère susceptibles de fournir d'hémorrhagies dangereuses quand ces parties sont surprises par un accident. Lorsque le nez est détaché en partie seulement, il suffit de rapprocher les bords de la plaie par le moyen de la suture, pour arrêter sûrement l'écoulement du sang. C'est sur ce fait qu'est fondée la rhinoplastie. Quand le nez a été enlevé en totalité, ou bien l'hémorrhagie s'arrête d'elle-même, ou bien il est facile de l'arrêter par la ligature, la torsion, ou par la compression.

Lorsque la plaie pénètre dans les fosses nasales, lors même qu'elle affecte les os; le sang, après avoir coulé goutte à goutte pendant quelques heures, finit encore par s'arrêter au moment où commence le travail de l'inflammation traumatique. Mais il n'en est pas de même dans l'état de maladie: quand, par exemple, un polype fibreux s'est développé dans les narines, il faut s'attendre à une violente hémorrhagie soit qu'on l'excise, soit que l'on en opère l'arrachement. A la vérité, ainsi que l'a remarqué Dupuytren, cette hémorrhagie est souvent veineuse, et il suffit de faire respirer largement et régulièrement le malade pour la faire cesser; mais dans beaucoup de cas elle est artérielle, et le flot de sang qui suit immédiatement l'extraction du polype est quelquefois si considérable qu'on voit le malade tomber tout-à-coup en syncope.

Pour se mettre en garde contre un pareil accident, il faut commencer par passer à l'aide d'une sonde de Bellocq, ou d'une sonde de gomme élastique que l'on conduit par la narine, et que l'on fait sortir par la bouche, les deux chefs d'une anse de fil, qui sont ramenés de la bouche au-dehors de la narine. La partie moyenne de cette anse est nouée autour d'un bourdonnet. Il est clair que si pendant ou après l'opération il survenait une hémorrhagie inquiétante, il suffirait de tirer les chefs en avant pour porter le bourdonnet à l'orifice postérieur des fosses nasales, et l'oblitérer, tandis qu'en écartant les deux chefs du fil antérieurement, on pourra interposer entre eux d'autres bourdonnets sur lesquels on les liera. L'observation suivante, vient à l'appui de ce qui précède.

Obs. XXXI. — *Hémorrhagie consécutive à l'arrachement d'un polype.* — Un jeune homme âgé de quinze ans se présente à la clinique de Dupuytren; il portait dans la partie gauche des cavités nasales un polype visible à l'entrée de la narine du même côté, et que le doigt porté dans l'arrière-bouche pouvait également sentir; ce polype avait refoulé les parois de la fosse nasale qu'il occupait, et déterminé la déformation du nez, la saillie de l'œil gauche, la dépression de la portion correspondante de la voûte palatine et du voile du palais.

Le 14 août 1820, Dupuytren en pratiqua l'extirpation; un fil muni d'un bourdonnet à son extrémité inférieure est ramené de la bouche dans la fosse nasale, et attiré hors de cette cavité à l'aide d'une sonde flexible; on incise la partie latérale antérieure du nez dans l'étendue d'un demi-pouce; deux fragmens considérables du polype sont saisis avec des pinces et arrachés. Il ne sort pas beaucoup de sang par la narine; mais le malade se plaint qu'il lui en coule une très grande quantité dans la gorge; on lui en fait cracher de temps en temps; il est pâle, menacé de syncope: on suspend l'opération et on lui fait des aspersions d'eau froide; la partie antérieure des fosses nasales est tamponnée avec de la charpie; il n'en sent plus couler par la partie postérieure. Au bout de quelques instans l'hémorrhagie se reproduit; le malade rend une grande quantité de sang par la bouche; on essaie de porter contre l'ouverture postérieure des fosses nasales, le tampon que l'on avait attaché au bonnet du malade avec le fil auquel il est fixé; mais son volume s'y oppose. Quelques lotions froides faites sur la tête, le cou et le dos, suspendent momentanément l'hémorrhagie, qui reparaît presque aussitôt; le malade vomit du sang caillé, avalé sans doute pendant le temps de l'opération; ce tampon est enlevé, un autre lui est substitué; mais le fil auquel il est fixé se rompt; on est obligé de défaire tout l'appareil; une nouvelle anse de fil est poussée dans les fosses nasales, le bourdonnet qui la termine conduit dans l'arrière-bouche; on remplit de charpie la cavité nasale, et les deux bouts de l'anse écartés en avant sont liés sur un bourdonnet; l'hémorrhagie s'arrête pour ne plus reparaître, la quantité de sang perdue est évaluée à huit palettes.

Le 18, on enlève le bourdonnet antérieur et quelques boulettes de charpie; le 20, développement d'accidens cérébraux; le malade succombe le 25.

On trouve à l'autopsie une altération considérable des parois de la cavité nasale dont tous les diamètres étaient agrandis; la portion de polype extirpée n'était que le prolongement antérieur d'un polype fibreux qui, fixé à la voûte basilaire, avait envoyé deux autres prolongemens, dont l'un, pénétrant dans le crâne par le trou déchiré antérieur agrandi, et une perforation du sphénoïde, y soulevait la dure-mère; tandis que l'autre se prolongeait dans le sinus maxillaire, dont la paroi interne était en partie détruite, et jusque dans la fosse zygomatique: suppuration à la base du cerveau, et injection des méninges.

Cependant je dois dire que dans quelques cas rares la lésion des petits vaisseaux de la région qui nous occupé paraît avoir été suivie d'accidens hémorrhagiques graves. Les auteurs en citent des exemples; je choisirai les suivans:

Obs. XXXII. — *A venulâ in naribus fortuitò sarciatâ mortuus quidam.*—« Actate nostrâ contigit Venetiis tonsor cùm in naribus pilos in- « commodos forcipe concideret, venulam in- « cautè secuit, tantoque impetu sanguis erupit « ut sistendi modum medici non invenerint, et « ille miserè vitam finivit. » (1)

Obs. XXXIII. — *Hémorrhagie hyrudinale nasale. Tamponnement. Mort.* — Un enfant de six ans avait une méningite aiguë : vers le onzième jour, une nouvelle évacuation sanguine étant jugée nécessaire, deux sangsues furent placées dans la narine gauche. Après leur chute, une grande quantité de sang fut rendue par la bouche. Le sang coula dès-lors en abondance par le nez. On pinça le nez pour comprimer, mais en vain. Le sang recommença à couler par la bouche, le malade étant épuisé, on tamponna; l'accident cessa, mais le malade mourut. (*Transactions médic.*, décembre 1830, page 321, 1re observ. de M. Duparque.)

(1) Schenckius, observ. *Franco Furti*, M. DCIX. Benedict. lib. 4. (4 de curandis morb.), p. 204.

Hémorrhagie du sinus maxillaire. — Ce que nous avons dit des fosses nasales s'applique aux sinus maxillaires. L'extirpation des tumeurs fibreuses ou autres qui s'y développent, est l'occasion d'une hémorrhagie grave, qui souvent s'arrête d'elle-même, mais qui quelquefois réclame de prompts secours. Dans ces cas, le sang s'échappe par trois voies en même temps, c'est-à-dire par les deux ouvertures de la narine correspondante, et par l'ouverture faite au sinus maxillaire pour l'extraction du polype.

Il faut donc se tenir prêt comme dans le cas précédent, et boucher deux de ces voies par le moyen du double tampon, afin de n'avoir plus à s'occuper que de la troisième. Les deux narines étant fermées, on tamponne la cavité du sinus, ou l'on applique le cautère actuel.

Hémorrhagie par les alvéoles. — L'évulsion des dents, opération en général si simple et si peu dangereuse, a plusieurs fois été suivie d'une hémorrhagie difficile à arrêter. On conseille, dans ces cas, de boucher l'alvéole avec de la cire, des boulettes de charpie, ou même d'y porter le cautère actuel.

Mais ces moyens ne suffisent pas toujours, et la mort a été plusieurs fois la suite de la continuation de l'hémorrhagie, malgré leur emploi.

L'observation suivante nous offre à-la-fois de l'intérêt et par la ténacité de l'hémorrhagie et par la manière dont la compression a été employée.

Obs. XXXIV. — *Hémorrhagie survenue à la suite d'une évulsion de dent, ayant développé des accidens graves, guérie par la compression.* — Le sujet de cette observation est un homme de 35 à 40 ans; d'une constitution athlétique, auquel on avait pratiqué l'extraction de l'avant-dernière dent molaire du côté gauche de la mâchoire supérieure. Au moment où il s'offrit à mon examen, l'écoulement sanguin durait depuis trois jours d'une manière continue. Le malade sentait incessamment sa bouche se remplir de sang qu'il était obligé de rejeter à chaque minute. Il ne pouvait un seul instant s'abandonner au repos, surtout dans la position horizontale, car bientôt le liquide, s'épanchant dans l'arrière-bouche, déterminait un sentiment de suffocation qui l'arrachait au sommeil. Cet homme évaluait à plusieurs litres la quantité de sang qu'il avait ainsi perdue. Sans attacher trop de confiance à cette évaluation, on ne pouvait méconnaître, par les accidens généraux développés, que la perte avait été considérable : ainsi la peau de la face, la muqueuse des lèvres présentaient une décoloration complète; les yeux étaient excavés, peignant l'anxiété; le pouls était petit et fréquent; le malade ne pouvait se tenir debout sans être appuyé. Il n'avait pas éprouvé de syncope, mais de temps à autre il survenait des sueurs froides, avec éblouissemens de la vue, battemens d'oreilles. La plupart des moyens hémostatiques usités en pareil cas, tels que les liquides froids et astringens, des boulettes de charpie imprégnées de liqueurs styptiques, un bouchon de cire molle introduit dans l'alvéole, avaient échoué. En explorant la bouche, il était facile de reconnaître que l'hémorrhagie provenait de l'alvéole qui avait logé la dent: on voyait le sang s'en écouler par gouttes qui se succédaient sans interruption. Un examen attentif fit constater que la portion osseuse du maxillaire qui constitue la partie externe de l'alvéole avait été fracturée et détachée dans une assez grande hauteur. Cette circonstance expliquait en partie l'inefficacité des moyens de tamponnement employés. Avant de recourir à la cautérisation qui s'offrait comme dernier moyen, on voulut tenter les efforts d'une compression médiate. Pour atteindre ce but, on appliqua sur le point de la joue correspondant à l'alvéole une compresse graduée courte, épaisse, et très étroite, on mit par-dessus la pelote d'un tourniquet qu'on serra convenablement. En examinant l'effet de la compression dans la bouche, on vit que la face interne de la joue formait un bourrelet qui, à la faveur du vide laissé par la pièce osseuse détachée, faisait saillie dans l'alvéole, le sang avait cessé de couler. Après 24 heures on leva la compression et l'hémorrhagie ne reparut plus. (*Communiquée par M. Bertrand, interne.*)

Hémorrhagies traumatiques fournies par la substance de l'os maxillaire supérieur. — Il est rare que les plaies de la face par armes à feu ou autres qui intéressent les os de la voûte palatine ou l'arcade dentaire supérieure, soient accompagnées d'hémorrhagie grave; on a pu même, impunément sous ce rapport, enlever, non-seulement une portion ou la totalité de l'arcade dentaire, mais encore, ainsi que l'ont fait M. Gensoul, de Lyon, et d'autres, enlever la totalité de l'os maxillaire supérieur, ou encore, ainsi que je l'ai fait moi-même, enlever avec cet os, la paroi externe de l'orbite, sans voir survenir de perte de sang inquiétante. Cependant il n'en est pas toujours ainsi, et dans quelques cas on voit, lors même qu'une petite portion de l'os a été détachée, le sang couler d'une manière continue, soit en jet, soit goutte à goutte.

La résection du tubercule médian, dans l'opération du bec-de-lièvre, n'est pas exempte de cet inconvénient, comme le prouve l'observation suivante.

Obs. XXXV. — *Bec-de-lièvre chez un enfant de cinq mois. — Hémorrhagie.* — Au mois de février 1834, un enfant de cinq mois entra, salle

Saint-Jean, dans le service de Dupuytren, pour y être opéré d'un bec-de-lièvre double, avec division double du palais, et un tubercule osseux saillant, à la place de la sous-cloison du nez. Dupuytren enleva, à l'aide de tenailles incisives, le tubercule osseux au niveau de l'arcade dentaire supérieure, et détacha le tubercule cutané du tubercule osseux. L'enfant perdit de suite un peu de sang provenant de la section d'artérioles appartenant au tissu osseux. On pansa la plaie, et l'on crut que la compression faite avec quelques plaques d'agaric, suffirait, comme dans un cas précédemment observé pour arrêter définitivement l'hémorrhagie. Il n'en fut pas ainsi. L'appareil s'imbiba de sang, qui bientôt coula audehors et dans la bouche de l'enfant; après l'avoir enlevé, j'essayai de saisir les vaisseaux, mais ce fut en vain; j'appliquai alors sur la surface de la plaie un cautère actuel; l'hémorrhagie reparut sur les bords de l'escarre. La cautérisation fut employée une seconde fois et portée profondément; l'hémorrhagie ne se reproduisit plus; mais l'enfant, qui déjà avait eu plusieurs syncopes, passa l'après-midi dans cette alternative de cessation et de retour de la circulation. La respiration devint stertoreuse, et le malade expira le soir, malgré tous les moyens employés pour l'exciter et le réchauffer. A l'autopsie on trouva tous les organes exsangues. Il n'y avait point de sang dans la cavité de l'estomac. J'évaluai à six onces la quantité de sang artériel perdu depuis l'application du bandage. (*Communiquée par M. Tessier, interne.*)

On sent qu'à mesure que l'on entame l'os plus profondément, les hémorrhagies peuvent devenir plus graves, surtout si quelque maladie de la substance osseuse a dilaté les vaisseaux.

OBS. XXXVI. — *Extirpation d'un cancer du sinus maxillaire.—Hémorrhagie le sixième jour. — Cautère actuel. — Compression. — Guérison.* — Le professeur Delpech, de Montpellier, extirpa un cancer du sinus maxillaire droit et le poursuivit jusque sous l'apophyse ptérygoïde correspondante. Le sixième jour de l'opération il survint une hémorrhagie considérable. Aussitôt le malade est étendu sur le parquet, on l'arrose d'eau froide, on pratique avec les doigts la compression, on met de la glace sur les parties génitales et on enlève l'appareil; l'hémorrhagie suspendue quelques instans, reparaît de nouveau. On reconnaît que le sang est fourni par l'artère palatine; on y porte successivement trois cautères rougis; on place ensuite des fragmens de glace dans le sinus, et l'on exerce la compression avec des boulettes de charpie maintenues par un bandage convenablement serré. L'hémorrhagie ne se montra plus. (1)

(1) Thèse. Montpellier. Daniel, déjà cité.

Ces observations suffisent pour prouver la difficulté que l'on peut rencontrer dans quelques cas à arrêter le sang provenant d'artérioles renfermées et cachées dans le tissu des os, et que ni la compression, ni la ligature, ni même le cautère actuel, ne peuvent atteindre.

OBS. XXXVII. — *Hémorrhagie traumatique fournie par les artères dentaires inférieures.* — Dans un cas de résection de l'os maxillaire inférieur, pratiquée par M. Magendie, le tronc de la dentaire fournit un jet qui partait du canal central de l'os. Il suffit d'enfoncer une petite cheville de bois dans l'orifice béant du vaisseau pour arrêter complètement l'écoulement du sang.

Hémorrhagie par les artères de la langue. — Les piqûres, les plaies, les opérations qui se pratiquent sur la langue ou dans son voisinage peuvent donner lieu à la division des vaisseaux de cet organe, par conséquent à une hémorrhagie. (1)

Les extirpations partielles, les amputations de l'organe ne peuvent se faire sans que les artères principales de la langue soient atteintes. L'amputation du corps de la mâchoire, quand l'affection s'est étendue du côté de l'os hyoïde expose aussi à la lésion non-seulement des artères sub-mentale et sub-linguale, mais encore à celle de la linguale elle-même. Les plaies trans-

(1) Voyez G. Mirault, *Mémoire sur la ligature de la langue* (mémoires de l'Académie royale de médecine. Paris, 1835. t. 4, p. 35.)

versales de la partie supérieure du col, vers la région sus-hyoïdienne, pour peu qu'elles soient profondes, exposent plus directement encore à la lésion du tronc même du vaisseau.

Quand le corps de la langue est divisé dans une grande étendue, comme par exemple quand on fend cet organe dans toute sa longueur pour en enlever une moitié, la surface de la plaie fournit du sang par plusieurs orifices à-la-fois. Il en est de même lorsqu'une plaie transversale coupe profondément les parties molles qui forment la base de la langue à la partie antérieure et supérieure du col au-dessus de l'os hyoïde.

L'hémorrhagie succède quelquefois à la section du filet de la langue.

Les hémorrhagies de la langue sont quelquefois difficiles à arrêter, parce que les vaisseaux tronqués se rétractent entre les muscles et cachent ainsi leurs orifices, tandis que l'organe lui-même est en presque totalité caché dans une cavité peu accessible aux instrumens.

Lorsque la blessure des vaisseaux est la suite de l'extirpation d'un bouton chancreux à la pointe de la langue, on peut rapprocher les lèvres de l'incision en V, dans laquelle on les a inscrits, au moyen de la suture. Dans les autres cas, il faut presque toujours recourir à la cautérisation, beaucoup plus facile à appliquer que la ligature; car le sachet de Pibrac est depuis long-temps abandonné. Lorsqu'il s'agit seulement d'arrêter le sang fourni par les vaisseaux lésés après la section du filet, il suffit de soulever la langue avec la plaque fendue d'une sonde cannelée, et de toucher l'orifice vasculaire avec le bout d'un stylet rougi au feu.

Quand il s'agit d'une perte de substance longitudinale, on facilite beaucoup l'opération en saisissant la pointe de la langue après l'avoir recouverte d'un linge fin et en l'attirant le plus possible hors de la bouche; la langue lutte d'abord contre l'effort que l'on fait pour la déplacer, mais bientôt elle se laisse allonger sans résistance et toute la surface traumatique devient apparente et accessible au cautère actuel.

Lorsque la langue est tronquée transversalement, on est forcé de la cautériser en place, mais l'opération devient beaucoup plus difficile.

Enfin, quand la lésion est le résultat d'une plaie du col, de l'opération faite pour amputer l'os maxillaire inférieur, etc., les artères lésées étant retirées dans les interstices musculaires profonds de cette partie, il est encore très difficile de les découvrir à la simple inspection.

Pour les mettre en évidence, il faut porter l'indicateur et le medius de la main gauche dans la bouche, appuyer sur la base de la langue, et repousser cette partie fortement en avant avec ces deux doigts; elle s'ouvre en quelque sorte alors, et le fond de ses anfractuosités musculaires devient apparent.

Les exemples d'hémorrhagie survenue à la suite de plaies intéressant les vaisseaux de la langue, ne sont pas rares. Toutefois j'en citerai quelques cas remarquables soit par les circonstances qui les ont produites, soit par les moyens employés pour les arrêter.

Obs. XXXVIII. — *Hémorrhagie sublinguale.* —Un fameux chirurgien de Paris coupa le filet à un enfant qui avait été attendu avec impatience et reçu avec joie comme un riche héritier; mais cette consolation ne dura guère aux parens, l'enfant n'ayant pas long-temps joui de la lumière, parce que le chirurgien ne croyant pas avoir ouvert une des veines en lui coupant le filet s'en alla aussitôt qu'il l'eut vu téter avec facilité; et la nourrice ayant remis l'enfant dans son berceau après qu'elle l'eut suffisamment allaité, il continua de mouvoir ses lèvres, comme s'il tétait encore, à quoi on ne fit pas d'attention vu qu'il y a quantité d'enfant qui font ce mouvement par habitude en dormant. C'était néanmoins le sang qui sortait de la veine qu'il avalait à mesure qu'il le sentait dans sa bouche; la sortie de ce sang étant encore excitée par le sucement qu'il fit jusqu'à ce qu'il n'y eut plus de sang dans les vaisseaux et on ne s'en aperçut que par la paleur et la faiblesse de l'enfant qui mourut peu d'heures après; on l'ouvrit et on trouva qu'il avait avalé tout son sang dont son estomac était rempli. (1)

Obs. XXXIX.— *Hémorrhagie de la langue* (2). —Un homme robuste, sanguin et pléthorique étant à dîner chez son fils, se fit une légère écorchure à la pointe de la langue près de la ligne médiane. Cette blessure fut faite par une aspérité qu'offrait une dent cariée et cassée. Au même instant le sang jaillit en si grande abondance que le malade ne pouvait plus rien avaler. On appliqua aussitôt du vinaigre sur la plaie, mais ce fut en vain. On court chercher le médecin qui demeurait dans le voisinage; il mit en usage les styptiques en poudre, liquides et spiritueux, mais ils semblaient au contraire augmenter l'hémorrhagie; pendant toute la nuit, le malade fut sur le point de suffoquer. Le lendemain matin un de ses amis venant le voir lui conseilla de prendre une serviette entre ses doigts et de saisir la pointe de sa langue de manière à ce que la blessure se trouvât fermée par l'un des doigts: ce conseil fut suivi, le malade tint pendant long-temps sa langue entre les doigts et l'hémorrhagie fut arrêtée.

Obs. XL. — *Hémorrhagie de la langue.* —

(1) *Opérat. de chirurgie de Dionis*; t. 2, p. 625.

(2) *Act. nat. curios.*; vol. IV, obs. II, p. 43.

Le mois d'avril de l'année 1685, M. Marchand(1) se piqua sous la langue auprès de la gencive avec l'os de la cuisse d'une sarcelle qu'il mangeait, il saigna par cette piqûre l'espace de trois ou quatre heures, et l'hémorrhagie ne s'arrêta qu'à l'aide d'un bouchon de vitriol de Chypre qu'on y appliqua. Dans cet espace de temps il perdit environ une livre et demie de sang. Il demeura sept jours entiers sans saigner par cette plaie et ensuite l'hémorrhagie recommença la nuit pendant qu'il dormait; ce qui arriva apparemment par la chute de l'escarre que le vitriol avait faite. L'hémorrhagie dura alors cinq ou six heures et il se perdit plus de sang cette fois-là que la première. Le sang fut encore arrêté avec le même vitriol. Vingt-quatre heures après l'hémorrhagie recommença pour la troisième fois et dura près de cinq jours sans qu'on pût l'arrêter ni avec le vitriol, ni avec l'eau styptique. Le malade perdit dans cette hémorrhagie cinq ou six livres de sang.

L'hémorrhagie fut arrêtée par la poudre dite sympathie (C'est dire en d'autres termes que l'hémorrhagie s'arrêta d'elle-même). La plaie se prit d'inflammation, il y eut un abcès qui fut ouvert et le malade guérit très bien.

Dans le septième volume *des Transactions Mé-*

(1) *Journal des Savans*, 1686, n° 9, p. 87.

dico-chirurgicales de Londres, on lit le fait remarquable qui suit.

OBS. XLI *bis.* — Un soldat reçut un coup de sabre qui lui coupa la joue et la langue très profondément. Trois jours après il se manifesta une violente hémorrhagie qui ne put être arrêtée par les moyens habituels, il fallut recourir à la ligature de l'artère carotide commune du même côté. A peine eut-on placé la ligature que l'hémorrhagie se suspendit immédiatement pour ne plus reparaître.

Hémorrhagies des tonsilles. — La résection des tonsilles donne quelquefois lieu à un suintement sanguin qui exige les secours de l'art. Cet accident est très rare; sur un grand nombre d'opérations de ce genre, que j'ai faites ou vu faire, je n'ai jamais eu occasion de l'observer. On y remédie facilement en soupoudrant d'alun la surface de la plaie ou en faisant gargariser le malade avec un liquide astringent. Portal et Beclard ont vu la carotide ouverte pendant la rescision des amygdales. Cet accident exige une ligature du tronc de l'artère carotide primitive.

§ IV. Hémorrhagies traumatiques du col.

Les hémorrhagies traumatiques du col présentent de grandes différences quant à leur source et leur gravité, suivant les régions qu'elles intéressent.

A. *En arrière.* — Une plaie de la *partie postérieure* n'expose à la lésion d'aucune artère d'un très gros volume. En effet, en haut, les artères *occipitale* et *auriculaire postérieure*, plus bas et profondément la terminaison de l'artère *cervicale profonde*, quelques branches de l'artère *cervicale transverse* sont presque les seuls vaisseaux qui la parcourent.

Si la plaie est largement ouverte, que ce soit une incision ou une perte de substance résultant d'une opération, on pourra distinguer la source de l'hémorrhagie et l'arrêter, par la ligature des deux bouts du vaisseau. Si, au contraire, la plaie est très étroite, il est rare que l'artère lésée, peut-être parce qu'elle se trouve comprimée entre des tissus denses et serrés, ne cesse d'elle-même de fournir du sang. Mais si l'hémorrhagie venait à continuer au point de devenir menaçante, et si une compression établie à l'aide des doigts et continuée pendant quelque temps, ne parvenait à l'arrêter; malgré les difficultés d'une ligature directe, il vaudrait mieux faire cette ligature que de s'exposer aux chance d'une hémorrhagie qui serait fournie par les anastomoses, en liant le tronc principal.

Il est pourtant une opération simple en apparence, qui n'intéresse que la peau et le tissu cellulaire, et qui entraîne quelquefois un écoulement de sang abondant, c'est l'application du séton à la nuque. Cet accident peut provenir de ce que l'instrument a divisé trop profondément les tissus; mais une des causes les plus ordinaires, c'est le développement anormal des capillaires, déterminé par l'application longtemps prolongée d'un vésicatoire.

Quelques lotions froides, une compression légère faite avec les mains (car le col se refuse à l'emploi d'un bandage compressif circulaire), suffisent en général pour arrêter l'hémorrhagie. Dans le cas contraire, l'extraction de la mèche et, au besoin la section de la peau pour découvrir les vaisseaux lésés et les lier en triomphent constamment.

B. *Sur les côtés*. — Sur les parties latérales du col se trouve une artère profondément cachée dans un canal osseux formé par la série des trous des apophyses transverses de la colonne cervicale, c'est l'artère *vertébrale*. Abritée par une couche épaisse de muscles et par son étui osseux, elle est difficilement accessible aux instrumens piquans et tranchans, surtout dans notre contrée où les vêtemens de l'homme sont nombreux et fort solides autour de cette région; pourtant elle peut être atteinte par un coup d'épée, ou un autre instrument vulnérant analogue, et elle a été souvent lésée par des coups de feu qui ont brisé en même temps les apophyses transverses correspondantes. Il est en-général difficile de diagnostiquer le point de départ de l'hémorrhagie, soit primitive, soit consécutive qui provient de la lésion de l'artère vertébrale.

. . . .

Obs. XLII. — En juillet 1830, un blessé entra à l'Hôtel-Dieu pour y être traité d'un coup de feu. La balle avait pénétré par la narine droite, avait fracturé le palais, mais n'était pas sortie. Un écoulement de sang peu inquiétant par la narine et par la gorge avait eu lieu au moment de la blessure, et s'était arrêté spontanément. Vers le dixième jour, il survint d'abondantes hémorrhagies. Ce qui paraissait du trajet de la plaie était peu propre à faire naître l'idée que la vertébrale eût pu être atteinte. Un torticolis, dont le malade se plaignait, fut attribué à une inflammation indépendante. Celui de mes collègues dans le service duquel ce malade était couché, n'ayant point été témoin de l'hémorrhagie, ne put essayer les effets de la compression de la carotide primitive, et les causes d'erreur furent d'ailleurs, à ce qu'il paraît, si grandes, qu'il fit tout préparer pour la ligature de la carotide. Le malade mourut sans opération. A l'autopsie, on trouva que la balle avait fracturé deux des apophyses transverses du col, et avait lésé l'artère vertébrale. Le sang montant par le trajet de la balle, était sorti à-la-fois par la bouche et par le nez. A défaut de symptômes plus clairs, la douleur et le torticolis pouvaient-ils porter quelque clarté dans le diagnostic? Nous ne le pensons pas. A quels signes pourrait-on donc reconnaître la blessure? Il semble que le plus ordinairement il doive exister en même temps quelques lésions du mouvement et du sentiment dans les parties auxquelles se distribuent les nerfs qui sortent par les trous de conjugaison correspondant à la lésion et qui doivent être atteints; de plus, la compression de l'artère carotide, au lieu de suspendre l'écoulement du sang devrait, au contraire, ou ne point le modifier, ou l'augmenter.

On conçoit que si la blessure de la vertébrale avait eu lieu près de l'occipital, il serait plus facile de reconnaître la source de l'hémorrhagie, car elle seule, dans cette région, peut fournir un jet de sang très considérable.

A la partie inférieure du cou, l'artère vertébrale, moins protégée par les os devient de plus en plus profonde. On conçoit qu'il serait probablement impossible de distinguer sa lésion de celle de l'artère sous-clavière, si elle venait à être ouverte avant son entrée dans le canal qu'elle parcourt. L'artère vertébrale ne peut être ni liée, à cause de sa trop grande profondeur, ni comprimée, à cause du conduit osseux qui la protège; elle peut encore moins être cautérisée. Ses blessures sont au-dessus des ressources de l'art.

A la région *inférieure latérale* et *antérieure* du col, au-dessus de la clavicule, les artères *cervicale transverse, cervicale profonde,* et *scapulaire supérieure*, se présentent, mais à des profondeurs variées, à l'action des instrumens vulnérans; et outre les veines satellites de ces artères, se trouve sous la peau la jugulaire externe.

Lorsqu'une plaie intéresse cette région, qu'elle est compliquée d'hémorrhagie et largement ouverte, de manière à laisser à découvert l'orifice du vaisseau lésé, il n'est pas, en général, difficile de déterminer quel il est, et d'arrêter l'hémorrhagie.

Mais si la plaie était étroite, s'il s'était fait un épanchement de sang un peu considérable, le diagnostic pourrait être très difficile.

Toutefois la solidité de cette région rendrait, ce nous semble, la compression assez facile et assez efficace. Mais en cas d'insuffisance de ce moyen, ce ne serait qu'à l'aide d'une dissection délicate que l'on pourrait mettre le vaisseau lésé en évidence, le saisir et le lier sur ses deux bouts autant que possible. La ligature du tronc principal ne saurait être employée que dans le cas très douteux, et très difficile à rencontrer, où un anévrysme faux primitif rendrait le diagnostic impossible, et où la faiblesse croissante du sujet mettrait le chirurgien dans l'alternative de voir le malade périr faute de secours, ou de pratiquer une opération grave.

On a reproché au procédé vertical de la ligature de la sous-clavière, proposé par Dupuytren, d'exposer à la lésion de ces vaisseaux que l'incision peut rencontrer à angle droit. Mais ces dangers sont peu importans pour le chirurgien qui a appris à les éviter.

Sur les parties latérales et superficielles du col il y a un autre vaisseau, mais l'hémorrhagie en est peu redoutable. C'est la *veine jugulaire externe* que l'on soumet quelquefois à l'opération de la saignée. Toutefois, dans certaines circonstances, lorsque la respiration est pénible, les hémorrhagies provenant de cette veine peuvent donner lieu à l'épuisement complet des forces ; et on le comprendra d'autant mieux que l'on se rappellera son volume chez certains individus, et l'ampliation qu'elle acquiert pendant l'inspiration. Cependant la compression bien faite suffit pour remédier à cet accident.

Les hémorrhagies de la *veine jugulaire interne* peuvent résulter de l'action de corps vulnérans, mais elles sont quelquefois aussi le résultat d'opérations chirurgicales, et bien que le remède soit alors à côté du mal, cette lésion n'en est pas moins des plus graves, à cause des dangers sans nombre qu'elle entraîne. Il ne suffit pas en effet que le malade échappe à la mort que peuvent déterminer l'anémie ou l'introduction de l'air dans les veines, il faut encore, si l'on a placé une ligature, qu'il échappe aux accidens de la phlébite; et quand cette ligature a interrompu complètement le cours du sang, qu'il résiste à ceux qui résultent d'un obstacle au retour du sang de la cavité du crâne.

Il ne faut pas croire cependant que toutes les lésions de la veine jugulaire interne soient suivies de mort. L'histoire de l'art nous apprend que certains malades ont guéri. C'est ce qui est arrivé au dire d'Ambroise Paré (1), à un malade, qui avait été jugé incurable.

Mais dans le plus grand nombre des cas, cette blessure a une issue funeste, soit immédiatement, soit consécutivement.

Bohnius parle d'une hémorrhagie mortelle qui survint le dix-huitième jour, à la suite de la chute d'une escarre. Récemment encore, un homme qui avait eu la veine jugulaire interne divisée, succomba à l'Hôtel-Dieu, à une hémorrhagie consécutive survenue à la chute de la ligature.

Je terminerai ce que j'avais à dire sur le danger de l'hémorrhagie, provenant d'une lésion de la jugulaire, interne par cette observation de Marc-Aurèle Severin. (2)

(1) Liv. x, chap. 30.

(2) *Médecine efficace*, obs. 2, cent. 4.

Obs. XLII. — Un charlatan ayant voulu couper une écrouelle que portait au col une jeune fille, et qui renfermait la veine jugulaire et le nerf récurrent, une hémorrhagie si abondante survint, que la malade mourut pendant l'opération.

On concevra facilement que le traitement des hémorrhagies de la jugulaire interne est fort simple comme son diagnostic. Il suffit d'avoir vu une seule fois l'énorme flot de sang noir qui remplit la plaie, et couvre toute la région instantanément, pour reconnaître du premier coup d'œil une hémorrhagie de la veine jugulaire interne, et sentir la nécessité de comprimer avec le doigt, ou des linges, ou des éponges, la plaie du vaisseau. Or, une fois cette précaution prise et l'écoulement du sang complètement suspendu, on déterge avec précaution la plaie, ayant soin de faire comprimer la veine au-dessus et au-dessous de la solution de continuité, pour froncer les bords de la division et les lier si elle est incomplète, ou lier les deux bouts si la circonférence entière ou les deux tiers et plus de la circonférence du vaisseau ont été intéressés.

De toutes les hémorrhagies du col, la plus foudroyante est celle de la *carotide*. Quand la plaie est large, et la lumière du vaisseau bien ouverte, le sang est projeté au loin avec une grande force et en quantité énorme ; il est rare alors que la mort ne soit pas instantanée.

Je rappellerai l'observation déjà citée de Guthrie qui, n'ayant point lié une artère carotide dont les deux tuniques externes avaient été divisées; vit son malade périr au bout de quelques jours. Au reste, malgré ce que l'on pourrait conclure d'avantageux pour la compression, le seul traitement prudent des plaies de la carotide, est la ligature de cette artère, autant que possible, au-dessus et au-dessous de la blessure.

L'artère *carotide externe* a été souvent intéressée, soit par des plaies, soit dans des opérations chirurgicales, pratiquées pour extirper des tumeurs de la région parotidienne, des engorgemens glanduleux, ou la glande parotide elle-même. On conçoit que sa lésion est grave immédiatement, et la mort peut en être le résultat subit. Après s'être assuré que le sang est bien fourni par ce vaisseau, il faut procéder à la ligature des deux bouts de l'artère s'ils sont accessibles; sinon lier à-la-fois le tronc principal et celui de la carotide interne, pour tarir ainsi les deux sources par lesquelles le sang pourrait revenir dans le bout inférieur.

A la suite d'une plaie de la face par une balle, qui divisa complètement l'artère carotide externe une hémorrhagie survint à la levée du premier appareil. M. Larrey (1) pratiqua la ligature de la carotide primitive, et le malade guérit.

M. Bertrand m'a communiqué le fait suivant :

Obs. XLIV. — *Lésion de l'artère carotide externe, hémorrhagie.— Guérison par compression.*—Au mois d'avril 1833, je fus appelé pour visiter un jeune homme de dix-neuf ans, robuste, qui venait d'être victime d'une tentative d'assassinat. Quand j'arrivai près de lui, environ un quart d'heure après l'accident, je le trouvai couché à terre, privé de connaissance, baignant dans son sang. Il y avait résolution complète de tous les membres, décoloration générale de la peau, absence de pulsation aux radiales et aux carotides; en appliquant l'oreille sur la région précordiale, on entendait les bruits du cœur irréguliers, tellement obscurs, qu'il était très difficile de les percevoir. Une sueur froide et visqueuse mouillait tout le corps, mais surtout la tête et la poitrine. Les mouvemens respiratoires étaient nuls. En un mot, un examen superficiel eût porté à croire que cet homme avait cessé de vivre. Au côté gauche du cou se remarquait une assez large plaie environnée de caillots, qui avait fourni l'hémorrhagie; la quantité de sang en partie liquide, en partie coagulé, répandu à terre ou imprégnant les vêtemens, était énorme;

(1) Larrey, *Clinique chirurg.*, t. III, p. 111.

quelques caillots, recueillis et mis dans la balance, pesaient plusieurs onces : comme les coups avaient été portés par l'assassin à la porte même de la maison de sa victime, des personnes attirées du dedans par ses cris, avaient été témoins des premiers accidens; elles avaient vu le sang s'écouler de la blessure en jaillissant; le blessé, rentré immédiatement, était tombé bientôt privé de sentiment et agité de mouvemens convulsifs. Après avoir épongé la tête et la face, je reconnus neuf à dix blessures en général bornées à la peau, affectant le cuir chevelu et le visage; une d'elles avait pénétré dans l'œil en divisant, dans une étendue de 3 à 4 lignes, la sclérotique, et déterminé l'issue d'une certaine quantité d'humeur vitrée; mais celle qui appela surtout mon attention, était la plaie du cou, située au côté gauche de cette région; elle commençait à 6 lignes au-dessous de l'angle de la mâchoire, et se dirigeait obliquement de haut en bas, d'arrière en avant, dans l'étendue de 2 pouces et demi, vers la ligne médiane, pour se terminer à 2 ou 3 lignes au-dessous du niveau du larynx; ses bords, légèrement frangés, étaient maintenus écartés par des caillots interposés; ceux-ci ayant été enlevés, le doigt introduit par les bords de la solution de continuité, rencontrait à une profondeur de deux pouces les pièces cartilagineuses du larynx. Je m'aperçus qu'il s'écoulait encore, par suintement, une petite quantité de liquide plutôt rosé que rouge. Je comprimai aussitôt l'artère carotide primitive avec le doigt. Tout en maintenant la compression, on s'empressa de faire usage des moyens qu'on avait sous la main pour ranimer la circulation. Le malade fut placé horizontalement sur un lit, enveloppé de couvertures de laines chauffées, on frictionna la région précordiale avec des compresses de flanelle imbibées d'eau-de-vie; au bout d'une heure environ, les mouvemens respiratoires commencèrent à reparaître, faibles, irréguliers. On couvrit les plaies sans les panser. Je quittai le malade, et le confiai aux soins de personnes intelligentes pour continuer sans relâche la compression avec le doigt, et surveiller la plaie du cou, laissée à dessein à découvert. Le malade passa presque toute la nuit dans un état de demi-syncope, et ne put que difficilement avaler quelques cuillerées d'une potion cordiale. Le lendemain il avait recouvré sa connaissance, mais sa faiblesse était telle qu'il ne pouvait changer, dans le lit, la position de ses membres. Le pouls était sensible aux radiables, mais petit et intermittent. On suspendit un instant la compression. A peine deux ou trois minutes s'étaient écoulées, que le sang, après avoir imprimé un mouvement de soulèvement au caillot qui bouchait l'entrée de la plaie, se fit jour à travers par plusieurs points, et coula en bavant au-dehors. La compression fut aussitôt rétablie. On réunit les plaies de la face et du cuir chevelu; on prescrivit des bouillons, un peu de vin généreux; le soir, le malade éprouvant le besoin d'uriner, sans pouvoir le satisfaire, on évacua, par la sonde, un demi-litre d'urine. Le surlendemain, les forces avaient augmenté; on continua la compression et le régime de la veille. Il fut encore nécessaire de vider la vessie avec la sonde; la compression maintenue rigoureusement jour et nuit, fut suspendue à la fin du troisième jour. Il ne s'écoula pas de sang; le quatrième quelques-unes des plaies suppuraient, la plupart étaient en voie de réunion. La plaie du col commençait à se déterger et à fournir un pus de bonne nature; le douzième jour, le malade se promenait; la plaie était en partie comblée par les bourgeons celluleux et vasculaires partant du fond. Les autres solutions de continuité étaient presque toutes cicatrisées; enfin, du dix-septième au vingtième jour, celle du cou fut complètement fermée; il ne s'était pas échappé une goutte de sang depuis la cessation de la compression. J'ai revu le malade un an après; l'œil de gauche est un peu atrophié; et la vision de ce côté est très incomplète. La région latérale du cou offre une cicatrice unie, large de trois lignes environ; les pulsations artérielles sont beaucoup moins fortes que du côté opposé.

OBS. XLV. — *Coup de feu traversant le cou de part en part, de gauche à droite, au niveau de l'angle du maxillaire inférieur, intéressant le pharynx et l'artère carotide externe gauche. — Hémorrhagie. — Mort. (Communiquée par M. Caffe).* — Léonard Besonneau, maçon, âgé de vingt ans, blessé sur la place de Grève, est amené à l'Hôtel-Dieu peu de temps après l'accident; il n'avait encore perdu qu'une très petite quantité de sang, soit par la bouche, soit par les plaies. Le malade ne peut imprimer aucun mouvement à sa tête sans que tout le torse y participe, tout mouvement de rotation du cou est impossible; il ne peut qu'avec difficulté retenir sa salive; lorsqu'il essaie de parler, le mouvement de déglutition pour avaler est très douloureux, l'articulation des mots est très imparfaite : on ne peut le comprendre qu'avec difficulté et après en avoir fait une étude. Le malade qui est grand, fort, vigoureux, permet une abondante saignée du bras; on ne juge pas convenable de pratiquer de débridement sur la région du cou; l'ouverture interne de chaque plaie laisse à l'inflammation un libre développement puisqu'elle aboutit dans le pharynx. Un pansement simple et des cataplasmes sont appliqués sur les plaies externes; on fait prendre deux fois par jour des pédiluves sinapisés, et le lendemain on pose des sangsues sur le pourtour de la blessure. Légers potages pour toute nourriture; la suppuration s'établit et s'écoule par les ouvertures externes ; gargarismes détersifs, on recommande au malade le plus de calme et le moins de mouvement possibles. Les huit premiers jours sont sans accidens d'aucune nature : ce qui fait que le malade, malgré toutes nos instances, ne cesse de s'écarter de son lit; il va même jusqu'à se promener sur les ponts, et cause sans cesse avec ses camarades; le 10 dans la journée, il y a une légère hémorrhagie par les plaies et par la bouche, on tamponne à l'aide d'un bandage compressif, l'hémorrhagie s'arrête. A la visite du soir, on se contente d'imbiber l'appareil d'eau vinaigrée, ne jugeant pas nécessaire l'emploi d'aucun autre moyen : le malade n'est pas affaibli, le pouls est plein et régulier, le moral est sans inquiétude ; mais dans la nuit du 10 a lieu une hémorrhagie abondante, et par les plaies et par la bouche; le chirurgien de garde enlève l'appareil placé pendant la journée; il exerce une compression plus grande au moyen de tampons de charpie, de compresses et d'une grande bande. L'hémorrhagie se ralentit, mais ne tarit pas. Des convulsions et un affaiblissement excessif ont lieu; à la visite du 11, le pouls est trouvé filiforme et fuyant, froideur de tout le corps, pâleur extrême, yeux ternes; cette agonie n'empêche pas de songer à la ligature des gros troncs. La mort a lieu à dix heures du matin; elle suit un mouvement convulsif.

Autopsie. — Vaisseaux et cœur exsangues, la carotide externe gauche est ouverte à deux lignes de son origine; cette ouverture existe à la paroi antérieure du cylindre artériel.

C. *En avant.* — Enfin, j'aurai indiqué ce qui se rapporte au cou lorsque j'aurai passé en revue les hémorrhagies qui peuvent résulter de la lésion des *veines* et des *artères thyroïdiennes* ou des *veines antérieures du cou.* Disons, toutefois, que ces hémorrhagies sont plus graves par leur continuité que par la quantité de sang qu'elles fournissent de suite après leur division. Il est rare qu'on ne puisse ou les lier ou faire cesser l'hémorrhagie par la compression. Si les plaies du corps thyroïde dans l'état normal peuvent inquiéter le chirurgien à cause des hémorrhagies dont ces plaies sont la cause, à plus forte raison ces hémorrhagies sont-elles redoutables dans les cas où le corps thyroïde, énormément développé, a accru sa richesse vasculaire. Les extirpations de goîtres ont appris aux chirurgiens à quels accidens d'hémorrhagies ces opérations exposent le malade, et qu'il me suffise de rappeler entre autres le cas suivant.

Obs. XLVI. — *Fongus hématode développé dans le corps thyroïde; commencement d'opération;*

hémorrhagie veineuse. — *Mort.* — Pierre Dalinière, âgé de dix ans, entra à l'Hôtel-Dieu, le 3 novembre 1830, présentant au côté gauche du cou une tumeur qui avait acquis un volume considérable en moins de quelques mois.

Ce développement si rapide et la grande mobilité de la tumeur déterminèrent Dupuytren à tenter son extirpation. La tumeur parcourue à sa surface par des veines volumineuses était fluctuante au centre. C'est à cause de cette dernière circonstance qu'une ponction exploratrice fut faite. Celle-ci donna issue à une énorme quantité de sang noir, qui fit pâlir le malade, et qu'on arrêta aussitôt par la compression faite avec les doigts. On commença la dissection de la production morbide; mais la crainte de voir périr le sujet arrêta l'opérateur qui se contenta alors d'étreindre la base de la tumeur avec le serre-nœud de Graefe.

L'hémorrhagie ne se renouvela pas; mais dans la nuit le malade expira au milieu de convulsions.

Autopsie. — On ne constata l'ouverture d'aucun vaisseau important, mais on trouva que la maladie consistait en un tissu érectile excessivement vasculaire. Tous les organes étaient exsangues comme dans la mort par hémorrhagie.

Dans l'opération de la trachéotomie, un des

embarras les plus grands est l'hémorrhagie veineuse qui s'accroît à mesure que la respiration devient plus pénible; elle menace, si l'on ouvre le canal aérien de pénétrer dans les bronches et de produire une nouvelle suffocation; pourtant, surtout chez les enfans, il ne faut point hésiter, malgré l'hémorrhagie, à faire l'incision nécessaire à l'introduction de la canule; car, sitôt que l'opération est terminée et que la respiration est possible, l'hémorrhagie s'arrête spontanément.

L'écoulement du sang au dehors, et l'anémie qui en résulte ne sont pas le seul danger des hémorrhagies provenant de la lésion des gros vaisseaux du cou, ou même des vaisseaux de moyen calibre. Il peut se former, et même souvent il se forme, une infiltration de sang qui se répand, non-seulement dans le tissu cellulaire du cou, mais encore pénètre avec ce tissu dans le médiastin, où il pénètre plus ou moins loin. Certes cet épanchement, s'il ne comprime point les voies respiratoires, fait par lui-même courir peu de dangers immédiats au blessé; mais lorsque la plaie suppure, il arrive fréquemment que la suppuration suit le même trajet que le sang, et l'on conçoit dès-lors de quelle gravité doit être une inflammation purulente aussi étendue. On sait d'ailleurs que les ecchymoses épigastriques et lombaires ne tardent pas à annoncer l'infiltration sanguine du médiastin antérieur ou postérieur. Le traitement de cet accident ne présente pas d'indication spéciale; il doit être antiphlogistique, dès qu'il survient une inflammation.

ARTICLE III.

Hémorrhagies traumatiques de la poitrine.

De toutes les cavités viscérales il n'en est aucune qui soit plus exposée que la poitrine à donner lieu, par suite de ses blessures, à des hémorrhagies traumatiques; il suffit que cette cavité contienne l'organe central de la circulation et qu'elle soit le confluent des deux grands systèmes artériel et veineux, pour qu'elle possède le funeste privilège d'être, toutes choses égales d'ailleurs, exposée à un plus grand nombre d'hémorrhagies et à des hémorrhagies plus graves.

Les hémorrhagies traumatiques de la poitrine peuvent provenir de vaisseaux qui se trouvent dans les parois de la cavité ou dans l'intérieur même de la cavité; et dans l'un et l'autre cas elles peuvent s'effectuer soit à l'intérieur soit à l'extérieur. Ainsi, les hémorrhagies de l'intercostale, qui cependant est un vaisseau contenu dans l'épaisseur des parois, peuvent s'effectuer soit dans l'intérieur de la poitrine, soit à l'extérieur suivant que la plaie qui a atteint l'artère est ou non pénétrante et suivant qu'elle présente telle ou telle direction.

Parmi les vaisseaux des parois de la poitrine qui peuvent donner lieu à des hémorrhagies, je dois mentionner les artères intercostales, les veines intercostales (Kaltschmiedt), la mammaire interne, les artères et veines diaphragmatiques, ainsi que celles des branches de l'axillaire, qui viennent se distribuer à la partie supérieure du thorax.

Parmi les vaisseaux qui sont placés à l'intérieur du thorax, il n'en est peut-être aucun qui n'ait, dans quelques cas, été la source d'hémorrhagies traumatiques. Ainsi : 1° le cœur est quelquefois atteint par des instrumens vulnérans qui ouvrent soit une seule, soit plusieurs de ses cavités à-la-fois. Ces cas sont nombreux : on en trouve des exemples dans Lamotte et Morgagni, etc.

2° Les artères coronaires qui peuvent être atteintes et qui peuvent donner lieu à des hémorrhagies mortelles sans qu'aucune des cavités du cœur ait été divisée, Lamotte (obs. 127) rapporte un exemple dans lequel il y a eu plaie de la coronaire, suivie de mort par hémorrhagie.

3° L'aorte, qui peut être ouverte soit dans sa portion comprise dans le péricarde, soit dans son trajet à l'extérieur de cette cavité.

4° L'artère pulmonaire, qui peut être atteinte

soit dans son tronc primitif (Bonet, tom. 3, pag. 359), soit dans ses principales divisions avant de pénétrer dans le poumon, soit enfin dans les branches qu'elle fournit après avoir pénétré dans cet organe.

5° Les veines pulmonaires.

6° La veine cave supérieure et la sous-clavière, principalement celle du côté gauche.

7° La veine cave inférieure.

Celle-ci ne peut être atteinte, il est vrai, que dans un très court espace, et en quelque sorte dans un point unique; car chez l'homme elle ne parcourt pas un trajet de quelques pouces dans l'intérieur de la poitrine, comme on le voit chez les animaux, mais s'abouche dans l'oreillette droite au moment même où elle pénètre à travers le diaphragme.

8° Le réseau vasculaire du poumon lui-même.

9° Les artères bronchiques.

10° La veine azygos, dont les hémorrhagies sont si redoutables à cause des dispositions anatomiques que présente cette veine, qui d'ailleurs reçoit le sang de sources multiples, savoir : la veine cave supérieure, la veine cave inférieure ou ses divisions, et enfin les veines intercostales. (1)

La cause la plus ordinaire des hémorrhagies

(1) Breschet, *Répertoire d'anatomie et de physiologie*. — Blandin, article médiastin de son *Anatomie topographique*. — Chassaignac, *Thèse inaugurale*.

traumatiques de la poitrine, c'est la pénétration d'un instrument aigu comme la lame d'une épée ou d'un sabre. Les pressions violentes sur le thorax peuvent également donner lieu à des hémorrhagies par suite de rupture du cœur ou des gros vaisseaux. Des fragmens aigus de côtes ou du sternum peuvent avoir le même résultat (Morgagni', l. III, pag. 434). Et enfin s'il est un lieu où les projectiles lancés par la poudre à canon peuvent avoir pour effet de déterminer une hémorrhagie, c'est bien évidemment dans la poitrine qui renferme des vaisseaux à-la-fois si nombreux et si considérables. Dans les plaies pénétrantes de la poitrine, c'est plus encore, peut-être, la direction dans laquelle pénètre l'instrument vulnérant que la profondeur à laquelle il pénètre, qui influe sur la production de l'hémorrhagie : telle blessure pénètre la poitrine de part en part, qui ne donne lieu qu'à une hémorrhagie peu considérable ; telle autre qui ne pénètre qu'à une profondeur de quelques pouces, détermine une hémorrhagie mortelle.

Beaucoup plus redoutables que les autres hémorrhagies traumatiques, celles de la poitrine, indépendamment des dangers inhérens à toute hémorrhagie, ont encore des effets fâcheux qui leur sont propres, et peuvent amener la mort, non-seulement par la perte de sang qu'elles causent, mais encore par la compression qu'elles déterminent sur des organes dont l'action incessante est indispensablement nécessaire à la conservation de la vie, et qui ne peuvent fonctionner sous l'effort d'un certain degré de compression. C'est cette dernière circonstance qui explique comment la mort survient avec tant de promptitude dans des cas d'hémorrhagies qui n'ont pas été assez considérables pour amener la mort par perte de sang, mais qui ont agi en comprimant le cœur ou les poumons. On en a un exemple frappant dans les hémorrhagies à l'intérieur du péricarde, ainsi que dans les deux cas déjà cités de Lamotte et de Bell, où la mort survint au bout de deux heures par suite d'une plaie de l'artère coronaire.

Le diagnostic doit surtout avoir pour objet de déterminer si l'hémorrhagie provient de vaisseaux contenus dans l'épaisseur des parois, ou de vaisseaux renfermés dans l'intérieur de la poitrine. Quand une hémorrhagie provenant à la suite d'une blessure de l'intercostale, est déterminée par un instrument étroit et qui a pénétré obliquement dans la poitrine, il est très difficile, pour ne pas dire impossible, de diagnostiquer le siège de cette hémorrhagie, et quelquefois de reconnaître même qu'il se fait une hémorrhagie, parce que le sang trouve plus de facilité à s'épancher dans la poitrine qu'à se porter au dehors.

Si la plaie est large et directe, les difficultés sont beaucoup moins grandes; néanmoins, il reste souvent encore, sur le véritable siége de l'hémorrhagie, des incertitudes que l'on parvient à dissiper : 1° En s'assurant que le sang, qui s'échappe, présente tous les caractères du sang artériel; 2° En renversant, avec une pince, les lèvres de la plaie en dehors, et en examinant si l'hémorrhagie ne provient pas d'une des lèvres de la plaie; 3° En exerçant avec le doigt une compression qui porte sur la lèvre supérieure de la plaie, c'est-à-dire, sur celle qui répond au bord inférieur de la côte dont on suppose que l'intercostale est blessée. On a encore conseillé de recourir, dans le même but, à l'usage d'une carte roulée en forme de gouttière; mais l'emploi de ce moyen suppose une plaie large, et alors on peut s'en passer, puisqu'on peut, *de visu*, reconnaître le lieu d'où le sang s'échappe.

Du reste comme il est de la plus haute importance d'acquérir une certitude sur la source réelle d'une hémorrhagie qui peut provenir soit d'une intercostale, soit d'un vaisseau contenu dans la poitrine, puisque les indications à remplir diffèrent essentiellement dans l'un et l'autre cas, on doit encore s'aider quand la chose est possible, de l'examen du corps vulnérant comparé à la largeur de la plaie, et l'on doit prendre en considération la profondeur à laquelle il a pu parvenir, la direction qu'il a suivie, etc.

Malgré tout cela, il est des cas dans lesquels le diagnostic présente encore de grandes incertitudes, et dans lesquels l'erreur est bien difficile à éviter.

Lorsqu'à la suite d'une lésion de l'intercostale, ou du poumon, ou des gros vaisseaux, le sang s'épanche dans la cavité des plèvres, on reconnaît cette hémorrhagie traumatique interne aux signes suivans, parmi lesquels je ne mentionne que ceux qui appartiennent plus spécialement à l'hémorrhagie traumatique interne, car il en est plusieurs autres qui appartiennent indistinctement à tous les épanchemens dans la poitrine, quelles que soient leur nature et leur origine. Immédiatement ou peu de temps après que la blessure a été faite, il survient de l'oppression et une respiration brève, fréquente, suspirieuse; une anxiété extrême; une pesanteur et des tiraillemens à la région du diaphragme; en outre la matité du son dans les parties les plus déclives du thorax, l'accroissement dans les dimensions du côté de la poitrine dans lequel s'effectue l'hémorrhagie; l'augmentation de volume de la région hypochondriaque du même côté; la petitesse, la concentration et la fréquence du pouls; la pâleur de la face, etc.; fournissent des données à-peu-près certaines, non pas il est vrai sur le siége de l'hémorrhagie, mais du moins sur son existence.

Les symptômes des hémorrhagies traumatiques de la poitrine sont de deux sortes: les uns se rapportent exclusivement à la perte du sang, et on les observe dans les hémorrhagies externes comme dans les hémorrhagies internes, les autres se rattachent aux phénomènes généraux des épanchemens, et principalement à une compression exercée sur les divers organes contenus dans la poitrine; on conçoit dès-lors que ces derniers doivent différer suivant que la compression s'exerce spécialement sur le poumon ou sur le cœur. C'est ainsi que l'on voit les hémorrhagies produites par la blessure de ce dernier organe s'accompagner de syncope, d'oppression, de froid aux extrémités, d'interruption du pouls, d'anxiété, de frayeur; tandis que les hémorrhagies dans les plèvres, tout en déterminant plusieurs de ces phénomènes s'accompagnent surtout de gêne de la respiration, de pesanteur sur le diaphragme, de matité du son dans les parois latérales du thorax, de toux et de crachement de sang, et de l'issue d'un sang écumeux quand le poumon est intéressé. Lorsque dans les blessures des vaisseaux de la poitrine le sang s'écoule au-dehors, la couleur de ce sang peut encore donner des notions sur la nature du vaisseau divisé. C'est ainsi que le sang qui s'écoule des veines ou des cavités droites du cœur, est reconnaissable à sa couleur noire; qu'il est vermeil lorsqu'il provient des artères et des cavités gauches; qu'il est mélangé quand il est fourni par l'un et l'autre ordre de vaisseaux.

Si l'hémorrhagie provient d'un vaisseau contenu dans les parois de la poitrine et si la blessure n'a pas mis le vaisseau assez à découvert pour qu'on puisse en opérer la ligature, il convient de recourir à un débridement propre à faciliter l'emploi de la ligature et de la compression. Si au contraire l'hémorrhagie provient d'un vaisseau intérieur, on doit fermer exactement la plaie afin de retenir dans la poitrine le liquide épanché, jusqu'à ce que sa présence ait apporté pendant assez long-temps un obstacle à l'issue d'une nouvelle quantité de sang par la plaie du vaisseau.

Les nombreux procédés qui ont été mis en usage contre les hémorrhagies d'ailleurs si rares de l'artère intercostale, sont trop connus pour que je les mentionne ici. Je dirai seulement que parmi ces procédés qui appartiennent à Gérard, Goulard, Lotteri, Quesnay, Bellocq, Boyer et Desault, le plus facile est celui de Desault. Ce serait donc à ce procédé que je donnerais la préférence, mais ce ne serait qu'après avoir préalablement essayé la ligature de l'artère intercostale. M. Larrey (*Clinique*, tom. II, page 181) rapporte un cas d'hémorrhagie résultant d'une blessure de l'artère mammaire interne, et (page 183) une observation de lésion de l'inter-costale. Par la réunion, il a obtenu la cessation de l'hémorrhagie et la guérison complète.

Le traitement des hémorrhagies traumatiques ne doit pas avoir pour unique objet d'obtenir la cessation de l'hémorrhagie; il faut encore que les suites fâcheuses de cet accident, quand il a eu lieu à l'intérieur de la poitrine, soient prévenues autant que possible, et rien n'est plus important sous ce rapport que de faciliter la sortie du liquide accumulé dans la cavité de la plèvre.

Au reste, cette indication n'est que d'une importance tout-à-fait secondaire quand on la compare à celle qui prescrit d'arrêter à tout prix l'hémorrhagie; aussi, avant de pratiquer une nouvelle ouverture ou d'agrandir celle qui existait déjà, convient-il de s'assurer si l'écoulement du sang hors du vaisseau divisé a cessé complètement. Hors de cette condition, l'opération n'aurait d'autre résultat que de favoriser la continuation de l'hémorrhagie en privant la plaie du vaisseau de la compression salutaire qu'exercent sur elle le sang retenu dans la poitrine, ainsi que les caillots qui ont pu se former. Aussi, dans les cas où l'hémorrhagie s'est arrêtée d'elle-même ou du moins paraît arrêtée, faut-il, avant d'opérer, recourir à toutes les données qui peuvent constituer une presque certitude à cet égard. Tant que le blessé est pâle et faible, qu'il a les extrémités froides, des lypothymies, ou des syncopes, et que son pouls est faible, fréquent, concentré, il faut attendre l'hémorrhagie intérieure continue. Lorsqu'au contraire la chaleur et la coloration sont rétablies à l'extérieur du corps; lorsque le pouls est relevé, qu'il a repris de la force, on peut, si les accidens l'exigent, pratiquer l'opération. Toutefois, si la suffocation n'est pas imminente, il vaut mieux, lorsque l'hémorrhagie n'a point été arrêtée par des moyens dont l'effet est aussi assuré que celui de la ligature ou de la compression, il vaut mieux, dis-je, attendre un peu que de trop se hâter, car autrement l'oblitération de la plaie du vaisseau pourrait n'être pas assez solide pour résister à l'impulsion du sang après la soustraction de l'appui extérieur que lui fournit le liquide épanché. Entre les deux inconvéniens celui de trop se hâter et celui de trop attendre, il n'y a pas à hésiter, le second est le moins à redouter; le retour de l'hémorrhagie après une ouverture faite ou agrandie prématurément, amenerait des accidens d'une gravité plus prochaine que ceux produits par le séjour trop prolongé du sang dans la poitrine.

Le seul cas où il soit peut-être permis de s'écarter de cette règle est celui où, après avoir inutilement employé les larges saignées et les autres moyens dérivatifs, la vie du blessé paraît menacée d'une manière plus imminente par la suffocation que par la perte du sang. M. Duret, semble, dans certains cas, avoir obtenu de grands succès, par la méthode qui consiste à ouvrir largement la cavité du thorax dans le cas de plaie pénétrante avec hémorrhagie. (1)

Obs. XLVII. — *Coup d'épée sous l'aisselle droite, sortant près du sternum. — Epanchement sanguin. — Mort. — Lésion de l'artère coronaire du cœur.* — Une épée qui avait pénétré dans la poitrine par la partie postérieure, entre la cinquième et la sixième côte du côté gauche était sortie à côté et un peu au-dessous du mamelon du même côté. Le malade vécut encore deux heures. A l'autopsie on trouva toute la plèvre gauche remplie de sang. L'instrument vulnérant avait ouvert l'artère coronaire sans pénétrer dans aucune des cavités du cœur (Lamotte, obs. 227).

Obs. XLVIII. — *Blessure de l'artère pulmonaire. — Mort.* — Un noble reçoit dans un festin un coup de poignard vers l'aisselle droite, entre la troisième et la quatrième côtes; un sang spumeux coule à flots par la plaie; l'abattement, les syncopes se succèdent avec rapidité, et le troisième jour il expire.

(1) Voy. *Dictionn. de méd. et de chirur. prat.* t. XIII, article PLAIE p. 203, Une observat. de M. Taxil.)

La poitrine ayant été ouverte, cette cavité fut trouvée remplie de sang grumeleux, le lobe droit du poumon et l'artère pulmonaire avaient été lésés par l'instrument. Balth. Timœus XVI. (Boneti, *sepulchr.*, vol. III, pag. 359.)

Obs. XLIX. — *Plaies des deux ventricules.* — *Mort.* — Un habitant de Ratisbonne reçut dans la poitrine un coup d'épée. Il tomba mort, n'ayant perdu par la plaie qu'une très petite quantité de sang.

A l'autopsie on reconnut que le fer avait pénétré entre les fausses côtes gauches, respecté les poumons, mais qu'il avait transpercé les deux ventricules. Johannes Helwigius, obs. méd. 68. (Boneti, sepulch., vol. III, p. 384, obs. 18.)

Obs. L. — *Epanchement de sang.* — *Mort.* Morgagni, lettre 53e, raconte qu'un vieillard de 70 ans, aveugle depuis vingt années, se frappa violemment la partie gauche de la poitrine contre un caillou, et se fractura plusieurs côtes. Une douleur gravative et pongitive se manifesta bientôt à la partie blessée, le pouls devint dur, la respiration difficile, et il mourut le neuvième jour.

A l'ouverture, on constata que la cavité gauche de la poitrine était remplie de sang épanché; toutes les vraies côtes de ce côté étaient fracturées, la septième avait déchiré le diaphragme par ses aspérités.

Obs. LI. — *Blessure mortelle du cœur sans lésion du péricarde.* — Boirellus (*Zodiac. med. gall.*, *p.* 156) raconte que le sire de Serreuil ayant reçu un coup de feu dans la poitrine, succomba trois ou quatre heures après, bien que la balle se fût arrêtée sur le péricarde sans le léser en aucune manière.

On constata par l'autopsie que le péricarde était intact, mais rempli de sang qui s'était échappé par une blessure située à la partie inférieure du ventricule droit du cœur. (Bonnet, tome III, page 375).

Obs. LII. — *Ruptures du cœur par contusion des parois de la poitrine, sans lésion extérieure* (1). —Vater trouva sur une femme qui avait été violemment frappée à la poitrine par un char lancé avec force, les côtes supérieures fracturées à gauche près du sternum avec la clavicule; le péricarde était intact et cependant le cœur était rompu dans son ventricule droit dans une étendue égale à la longueur de l'ongle.

Obs. LIII. — *Epanchement de sang dans la poitrine et l'abdomen, suite de blessure du cœur* (2). —Valsalva observa le fait suivant : un homme de 35 ans, ayant été blessé vers le milieu du sternum entre la cinquième et sixième

(1) Morgagni, lettre 53.

(2) Morgagni, lettre 53.

côtes, est pris sur-le-champ de prostration, perte du pouls. Cependant trois heures après les forces reviennent peu-à-peu; on l'apporte à l'hôpital et dès-lors il est tourmenté d'une toux violente qui augmente de jour en jour jusqu'au huitième où il meurt.

A la première incision faite sur le côté droit du sternum, le sang qui remplissait ce côté de la poitrine jaillit avec force; on enleva le sternum; le sang fut essuyé et une nouvelle quantité s'écoula encore du ventre dans la poitrine à travers le diaphragme qui était blessé. On ouvrit le ventre et on y trouva du sang.

Le médiastin, correspondant à la plaie, avait été blessé le premier, puis le péricarde, puis la partie du ventricule droit du cœur, en sorte que la fente de la blessure pénétrait dans l'intérieur de ce ventricule. Mais très près de la blessure du médiastin se trouvait celle du diaphragme à travers laquelle le sang s'écoulait d'une cavité dans l'autre.

Obs. LIV. — *Plaie du cœur.* — *Mort.* — Morgagni cite le fait suivant (lettre 53e) : Un pauvre de Milan, âgé de 40 ans, vigoureux, reçut un coup de couteau à deux travers de doigt au-dessous de la mamelle gauche; le sang s'écoula en petite quantité; le blessé fit soixante-dix pas, s'assit, vomit son dîner et mourut une demi-heure après.

Le côté gauche de la poitrine contenait beaucoup de sang épanché ainsi que le péricarde; la blessure extérieure était fort étroite, se dirigeait entre deux côtes, parvenait au péricarde et au côté antérieur du ventricule gauche.

Obs. LV. —*Hémorrhagie mortelle de la veine azygos.* (*Repert. d'Anat. t. IV*, *p.* 196). —Nous trouvons le fait suivant dans un rapport de médecine légale, fait par M. Breschet, chargé d'examiner le cadavre d'un homme tué en duel.

Le corps soumis à notre examen est celui d'un homme de 20 à 25 ans....

A la partie antérieure et supérieure droite du thorax se trouve une blessure dirigée à-peu-près parallèlement à la clavicule, c'est-à-dire un peu de haut en bas et de dehors en dedans; la plaie nous a paru avoir été faite vers ses deux extrémités par un instrument tranchant, tandis que, vers sa partie moyenne, ses bords inégaux et contus résultent de l'action d'un corps contondant

La cavité de la poitrine est tapissée par une couche fibrineuse d'un blanc rougeâtre, disposée en fausse membrane, n'adhérant en aucun point à la plèvre et aux poumons.

La veine azygos était ouverte un peu au-dessus de la courbure qu'elle décrit avant son embouchure dans la veine-cave, sur le côté droit du corps de la cinquième vertèbre dorsale.

Obs. LVI. — *Plaie pénétrante de poitrine par*

arme à feu : lésion du cœur avec intégrité du péricarde. — Hémorrhagie dans l'intérieur de ce sac. — Mort. — Un jeune homme de 26 ans, sergent-major en congé, fut apporté à l'Hôtel-Dieu, à huit heures du soir, dans le courant du mois de décembre dernier. Une ouverture à bords contus et noirâtre existait entre la cinquième et la sixième côte gauche; il ne sortait point de sang. Les personnes qui l'apportèrent déclarèrent qu'une tentative de suicide l'avait mis dans cet état. Le blessé répondait encore, mais imparfaitement, aux questions qu'on lui adressait : le pouls était assez sensible : le lendemain matin son intelligence avait singulièrement baissé. M. Roux qui le vit à sa visite introduisit un stylet dans l'ouverture, mais n'osa pas l'enfoncer trop avant. La percussion donnait un son mat dans toute la région précordiale. Le son était clair à la percussion, et la respiration s'entendait, quoique faible, dans tout le reste du côté gauche. Il était impossible de sentir les pulsations de la radiale : on pouvait encore à grand'peine sentir celles des carotides. Le malade mourut dans la journée.

Autopsie. — La balle avait parcouru un trajet oblique d'avant en arrière, de haut en bas et de droite à gauche. Elle s'était logée entre le péricarde, le diaphragme et le bord tranchant de la base du poumon gauche; elle avait, en parcourant ce trajet, rompu des adhérences celluleuses qui unissaient le poumon à ces parties. Elle s'était allongée en sortant; on voyait qu'elle sortait d'un de ces pistolets de poche dont les canons se vissent : les recherches les plus minutieuses ne purent faire découvrir aucune trace de lésion dans le péricarde, et cependant la transparence de cette membrane, jointe à l'augmentation notable de son volume, faisaient soupçonner au sein de sa cavité un épanchement sanguin considérable. L'incision du sac confirma ces soupçons et donna issue à une énorme quantité de sang, dont un quart environ était liquide, le reste caillé. On examina le cœur avec le plus grand soin, et on trouva au point de réunion de sa face antérieure avec son bord gauche, une perte de substance ronde, contuse, inégale, d'environ trois lignes de diamètre, et de deux lignes de profondeur à son centre. La face interne du péricarde était aussi saine que sa surface extérieure. On n'a pas remarqué si la solution de continuité du cœur était située sur le trajet des vaisseaux coronaires. Quant au volume de l'organe, il a paru être en disproportion notable avec la taille de l'individu.

ARTICLE IV.

Hémorrhagies traumatiques abdominales.

Les hémorrhagies traumatiques abdominales sont fournies par deux sources distinctes : 1° par les vaisseaux qui rampent dans les parois de la cavité; 2° par les gros vaisseaux qui y sont renfermés, par ceux qui se distribuent aux organes, et enfin par le parenchyme des organes eux-mêmes.

La lésion de ces différens vaisseaux peut avoir un effet commun : l'épanchement et l'accumulation de sang dans la cavité du péritoine.

L'aorte ventrale, la veine-cave descendante, les artères sous-diaphragmatiques, lombaires, le tronc cœliaque, les artères hépatiques, coronaires stomachiques, spléniques, mésentériques supérieure et inférieure, leurs divisions, les branches et le tronc de la veine-porte, les artères et veines rénales, les artères et veines spermatiques, les artères et veines iliaques primitives, etc., et enfin la substance même des organes très vasculaires qui remplissent la capacité abdominale et le bassin, peuvent être lésés par les instrumens piquans ou tranchans qui pénètrent dans le ventre. Les organes parenchymateux, le foie, la rate, peuvent être, ainsi que les gros vaisseaux rompus ou dilacérés par la chute ou le passage de corps pesans sur l'abdomen; enfin, les artères qui rampent dans l'épaisseur des parois, et surtout les épigastriques et les branches terminales des mammaires peuvent être lésées par des corps vulnérans ordinaires ou par des opérations chirurgicales, et fournir une hémorrhagie externe ou interne.

Il est difficile de distinguer avec précision à la suite d'une plaie pénétrante de l'abdomen, la source des hémorrhagies qui s'effectuent dans cette cavité. En effet, les symptômes ne sont en général que ceux de toutes les hémorrhagies internes, auxquels se joignent, la tuméfaction molle et progressive du ventre, et, pendant les premiers momens, une douleur plus vive, plus prononcée dans le trajet de la plaie que partout ailleurs. La tension devient d'autant plus rapide que le vaisseau divisé est plus considérable. Il va sans dire que quand elle est très prompte, on doit supposer la lésion d'un vaisseau de gros calibre, et que l'affaiblissement est très rapide en proportion de la tuméfaction. Si en palpant ou en auscultant l'abdomen avec soin, on sentait ou on entendait un bruissement régulier, ce serait une raison de penser que le vaisseau est une artère plutôt qu'une veine.

La même difficulté se présente à bien plus forte raison quand la lésion dépend d'une de ces causes puissantes qui déchirent les viscères par la pression qu'ils exercent sur eux. Les boulets arrivés à la fin de leur course, les voitures pesamment chargées, en un mot toutes les causes contondantes qui agissent à-la-fois sur une grande surface et avec une grande force, déterminent dans les viscères abdominaux, une lésion étendue et profonde dont les caractères se confondent en quelque sorte en un seul principal; savoir : tendance à la syncope accompagnée d'une tuméfaction énorme et douloureuse de l'abdomen; ce n'est que dans le cas où une cause moins puissante a en quelque sorte localisé son action sur un organe en particulier, en blessant les vaisseaux qui s'y distribuent, que l'on peut reconnaître les sources de l'hémorrhagie. Ainsi, qu'à la suite d'un coup, d'une blessure par une épée ou d'une chute, le foie, la rate, le rein soient divisés, déchirés ou contus, et que de ces lésions résulte un épanchement abdominal; en même temps que celui-ci se fait reconnaître, au gonflement et à la tension de l'abdomen, la lésion de la rate se dessinera par la douleur, le gonflement, la tumeur que l'on sentira dans l'hypochondre gauche, celle du foie par la douleur et la tuméfaction de l'hypochondre droit, et la teinte ictérique générale, celles du rein par la douleur sur les côtés de la colonne vertébrale, par la tumeur que l'on sentira dans la région rénale et par les urines sanglantes; que la même lésion atteigne l'estomac, l'intestin, la vessie, l'utérus, et des vomissemens de sang, des selles brunes ou sanguinolentes, l'écoulement du sang par l'urètre ou le vagin, en même temps que la douleur principale est fixée sur l'un de ces différens organes, suffiront dans beaucoup de cas pour remonter à la source du mal.

Enfin quand il ne se manifeste aucun symptôme indiquant une lésion d'organe, toutes les fois que le trajet de la plaie rencontre celui d'un vaisseau, et qu'une hémorrhagie se manifeste, on doit croire qu'elle est fournie par les parois.

Au reste, comme dans la plupart des cas il existe d'autres lésions, qui indépendamment de l'épanchement peuvent produire la mort, il en résulte que souvent on a moins à regretter de n'avoir pu reconnaître la source de l'hémorrhagie pour la tarir. La marche de l'épanchement est variable suivant le volume du vaisseau qui le fournit, et suivant que cet épanchement est simple ou compliqué.

Lors même qu'il est simple, s'il provient d'un très gros vaisseau, sa marche est rapide, et le malade tombe promptement dans une syncope mortelle.

Au contraire, lorsque le vaisseau lésé est d'un volume médiocre, après les premiers accidens, tels que la douleur, un sentiment de chaleur qui se répand dans toute la cavité abdominale, quelquefois la paleur générale, la décomposition des traits, la tuméfaction du ventre, les nausées et même les lipothymies, l'hémorrhagie s'arrête. On a fait remarquer en effet que la pression uniforme que les viscères abdominaux exercent continuellement les uns sur les autres est bien propre à prévenir les épanchemens qui tendraient à se faire dans le péritoine et à retenir les matières liquides ou fluides dans les canaux qu'elles parcourent, pourvu toutefois que la plaie ne soit pas très large et qu'une cause puissante ne les force pas à en sortir. Dans ces cas la paleur cesse, le pouls se relève et les lipothymies disparaissent. Le sang peut bien encore agir comme corps étranger sur le péritoine et déterminer une péritonite grave; mais dans quelques cas heureux il est résorbé peu-à-peu ou bien il se rassemble en un foyer unique.

Petit, fils de Jean-Louis, dans un mémoire sur ce sujet inséré parmi ceux de l'ancienne et célèbre académie de chirurgie, a bien décrit le mécanisme suivant lequel se forme la collection dans ces cas. Il pense, ainsi que Garengeot, que toujours le liquide primitivement répandu dans toute la cavité, se rassemble en un foyer à la partie inférieure de l'abdomen. Petit a constaté qu'après la mort le caillot, formant une masse unique, est limité par une adhérence qui s'établit entre les intestins et la paroi antérieure de l'abdomen, et qu'il est contenu dans un kyste lymphatique que l'on peut isoler de toutes parts des intestins, de la paroi abdominale et du caillot ; cet examen a été fait le vingt-et-unième jour de la blessure.

C'est peu-à-peu que le liquide d'abord répandu uniformément se rassemble, et ce n'est que quand déjà la collection est assez avancée que l'on commence à la reconnaître au toucher. Jusque-là, la tension du ventre est générale et uniforme, mais à mesure que le liquide se rassemble on voit la partie inférieure du ventre se bomber et se tendre plus que le reste de la cavité. Au bout de quelque temps les symptômes inflammatoires se réveillent. La douleur se maintient dans le lieu où siège le foyer qui s'élève en se circonscrivant de plus en plus. Quelquefois il se manifeste une ecchymose plus ou moins apparente sur le sommet du foyer dans lequel la fluctuation devient de plus en plus prononcée. La présence du liquide gène la vessie et l'émission de l'urine, quelquefois même le réservoir urinaire paraît participer à l'inflammation, les besoins d'uriner sont fréquens, il peut y avoir rétention, et l'on soulage le malade par le cathétérisme. Ces phénomènes sont accompagnés d'anxiété, et de fièvre, et si l'on ne vient pas au secours du malade, il périt avec les signes d'une inflammation abdominale.

On conçoit qu'il doit être de la plus haute importance d'arrêter dans l'origine l'hémorrhagie qui tend à se faire dans la cavité du péritoine. Quand elle est fournie par les artères qui rampent dans les parois abdominales, on peut y parvenir sûrement. Mais, parmi celles-ci, il n'y a guère que l'artère épigastrique qui ait un volume assez considérable pour donner lieu à une hémorrhagie inquiétante. Outre les blessures qui résultent de l'action des instrumens vulnérans, l'épigastrique est encore exposée à être blessée dans deux opérations chirurgicales, le débridement des hernies crurale et inguinale, quand on le dirige dans un sens vicieux et qu'on lui donne trop d'étendue, et la paracenthèse. Quand la plaie est étroite, il est possible que l'hémorrhagie n'apparaisse point au-dehors, parce que le sang trouve beaucoup plus de facilité à se répandre dans l'abdomen qu'à traverser toute l'épaisseur des parois pour s'écouler au-dehors. Ce n'est par conséquent que quand l'épanchement est assez considérable pour manifester sa présence par les symptômes déjà indiqués, que l'on commence à reconnaître qu'une hémorrhagie interne a lieu. Cependant il arrive aussi que la résistance des viscères abdominaux suffit pour l'empêcher de se répandre au-dedans et pour arrêter l'hémorrhagie, ou pour le forcer à sortir par la plaie. Après la paracenthèse, l'hémorrhagie se produit ordinairement avec facilité au dehors, parce que la canule qui a séjourné dans la plaie l'a laissée béante et ouverte au sang qui la parcourt sans obstacle. Quand les plaies ont quelque largeur, comme par exemple celles qui résultent de l'opération de la hernie, on s'aperçoit presque toujours facilement de la lésion de l'artère épigastrique, à l'écoulement d'une certaine quantité de sang qui sort immédiatement après le débridement. Il en est de même quand cette artère se trouve lésée dans une plaie pénétrante de quelque étendue.

On arrête les hémorrhagies qui suivent l'opération de la paracenthèse par plusieurs moyens. On peut presser entre les doigts toute l'épaisseur des parois abdominales dans lesquelles le trajet de la plaie est contenu, le serrer et le froisser pendant quelques instans. Faudrait-il à l'imitation de Bellocq, remplir la plaie d'un petit cylindre de bougie de cire, ou de bougie en gomme élastique? Nous avons dans ce moyen très peu de confiance.

Quand l'artère épigastrique est lésée dans une opération de hernie, on conseille de recourir à divers moyens. Boyer, dans un cas où il vit sortir du sang, après l'opération de la kélotomie, enfonça dans la plaie la partie moyenne d'une compresse de manière à en former un cul-de-sac qu'il remplit de charpie; après quoi, ayant attiré la compresse à lui, l'hémorrhagie se trouva suspendue définitivement. On pourrait aussi en cas d'hémorrhagie rebelle tenter la ligature de l'épigastrique à quelques lignes de sa naissance. Enfin, lorsque l'artère épigastrique ou toute autre artère des parois abdominales se trouve lésée dans une plaie assez large pour qu'on puisse la saisir et la lier, on doit le faire, à moins que l'on n'aime mieux pratiquer un point de suture entortillée qui, en comprimant les deux lèvres de la plaie l'une contre l'autre arrêtera sûrement l'hémorrhagie.

Tels sont les moyens à l'aide desquels on peut prévenir l'épanchement dans la cavité du péritoine quand l'artère lésée a son siège dans l'épaisseur des parois de cette cavité.

Quand l'hémorrhagie a une source plus profonde, il faut chercher alors à l'arrêter par les seuls moyens qui soient au pouvoir de l'art et ils sont beaucoup moins efficaces. Le malade sera saigné abondamment, des applications réfrigérantes seront faites sur l'abdomen et l'on prescrira en même temps le régime le plus sévère.

Enfin, lorsque la collection sera formée et que les symptômes d'inflammation locale auront disparu, on pratiquera, à l'imitation de Vacher, une incision qui devra diviser la paroi abdominale sur le point où la fluctuation est le plus sensible. Après l'écoulement du liquide, on fera quelques injections détersives et on cherchera à prévenir ou à modifier les accidens inflammatoires.

Obs. LVII. — Bonet (*d'après Tulpius, liv.* 2, *chap.* 18) rapporte l'exemple d'un homme atteint de deux blessures, dont l'une avait pénétré dans le foie et l'estomac, et l'autre dans le médiastin, le péricarde et le ventricule droit. L'abondance du sang était telle que le cœur nageait dans ce liquide. Ce qui n'empêcha pas que le malade ne survécut à cette blessure jusqu'à la fin du second jour.

Obs. LVIII. — *Hémorrhagie mortelle d'une veine mésentérique dans une hernie ombilicale.* (1) —Une jeune fille offre, à 12 ans, un abcès sous-ombilical, qui s'ouvre et se cicatrise spontanément après l'issue de beaucoup de matières liquides jaunâtres. A 22 ans, derrière la cicatrice se développe une petite tumeur, qui, au bout de quatre ans, s'ouvre et donne issue à un jet rapide et non interrompu de sang; cette hémorrhagie est suivie d'une syncope de trois quarts d'heure. Sept jours plus tard, elle reparait et dure une heure, malgré une forte compression, la malade ayant voulu se lever. Après une semaine, la malade étant dans le plus parfait repos, et dans son lit, nouvelle hémorrhagie aussi forte qui la réduit à l'épuisement. Portée, le 7 février 1809, dans les salles de Scarpa, il fait

(1) *Journal général*, 1813, t. XLVI, p. 221. Scarpa, Cinquième mémoire sur la hernie ombilicale.

pratiquer la compression, et néanmoins, trois jours après, nouvel écoulement de sang.

Introduction dans l'ouverture de la tumeur, d'un tampon de charpie imprégnée de liqueur astringente, et compression.

Le 3 mars escarrhe, qui tombe le 7, et laisse sortir beaucoup d'excrémens jaunes et liquides. Mort deux jours après.

Autopsie. — Intestins et épiploon pelotonnés adhérens au sac. Iléon communiquant avec la plaie des tégumens, et dans son mésentère, une veine mésentérique distendue par des caillots de sang et deux fois plus grosse qu'une plume à écrire, se dirigeant vers la plaie extérieure et s'y ouvrant entre le péritoine et l'intestin. Les autres veines mésentériques et les hémorrhoïdales internes étaient plus dilatées que de coutume.

Obs. LIX. — *Coup d'épée à l'épigastre; point d'autres accidens que de la faiblesse; mort le troisième jour; quatre livres de sang dans le péritoine* (1). — Un soldat reçut un coup d'épée au-dessous du cartilage xiphoïde; il ne se manifesta aucun des symptômes qui annoncent une hémorrhagie interne; il y avait seulement faiblesse et insomnie. Malgré le traitement, le malade succomba le troisième jour.

(1) Ledran, obs. 91.

L'épée avait percé l'iléon, le jéjunum et le mésentère, avait ouvert un rameau mésentérique: quatre livres de sang étaient épanchées.

Obs. LX. — *Hémorrhagie ombilicale, terminée par la mort* (1). — Chez un enfant de huit jours, il fut impossible d'arrêter cette hémorrhagie, et la mort arriva le deuxième. A l'ouverture, on trouva la veine ombilicale distendue par du sang liquide, et du volume d'une plume d'oie; les deux artères ombilicales étaient également très grosses, mais *profondément rétractées* dans les parois abdominales.

L'auteur conseille dans les cas analogues de mettre à découvert et de lier les artères.

Obs. LXI. — *Rupture de la rate dans une chute. — Mort* (2). — Une femme portant un lourd fardeau fit une chute dans un escalier, et reçut une forte contusion au côté gauche; elle se plaignit de la douleur qu'elle en ressentait, et cependant reprit ses occupations. Mais bientôt le mari de cette femme vint trouver ses voisins en leur disant que sa femme était près d'expirer... ce qu'elle fit en effet peu après.

A l'examen du corps, on constata que le ventre était extraordinairement tuméfié; on l'ouvrit et on le trouva rempli de sang coagulé; la rate était déchirée dans le sens de sa longueur,

(1) *Arch. de méd.*, t. VII, 1825, p. 592.

(2) Bonet, p. 406, vol. III, obs. XXX.

L'hémorrhagie était si complète qu'il ne restait pas une goutte de sang dans les vaisseaux. (D. Caroli. Rayger. *Miscell. cur. nat. dec.* III, ann. II.)

Obs. LXII. —*Blessure de la rate*. — *Hémorrhagie*. — *Mort* (1). — Deux jeunes gens s'étant pris de querelle, l'un d'eux lança à l'autre un couteau dont l'extrémité était obtuse dans l'hypochondre gauche. Aussitôt des lipothymies, des sueurs froides, la disparition du pouls pendant deux heures, en un mot les symptômes les plus graves se manifestèrent. On chercha vainement à reconnaître la direction de la plaie; on constata seulement que l'instrument s'était arrêté sur une côte... Les accidens continuèrent de la sorte pendant huit heures environ, après quoi le malade expira.

L'abdomen étant ouvert, on trouva la cavité remplie entièrement de sang... La rate offrit une plaie de deux ou trois doigts d'étendue, on constata que le couteau avait traversé la côte.

Obs. LXIII. —*Hémorrhagie mortelle du grand épiploon, causée par une ponction abdominale* (2). — Une ponction faite pour une ascite sur une femme de 20 ans, fut suivie deux heures après de la mort de la malade; la canule n'avait

(1) Bonet, p. 386, vol. III.

(2) *Clinique*; t. I, n. 80.

donné issue qu'à de la sérosité. A l'ouverture on trouva environ un litre et demi de sang coagulé et vermeil dans les points les plus déclives de la cavité, il était surnagé par de la sérosité; les viscères abdominaux examinés avec soin ne présentèrent aucune lésion, mais le grand épiploon aggloméré en une sorte de cordon épais, long de cinq à six pouces et large de dix-huit lignes environ, se dirigeait de l'estomac au côté gauche antérieur de la paroi abdominale, et adhérait à cette partie dans le point où la ponction avait été pratiquée. Des vaisseaux assez gros se ramifiaient dans son tissu, et sans qu'il fût possible de reconnaître l'artère ou la veine lésée, son état d'imbibition par du sang vis-à-vis le trou fait par le trois-quarts, ne laissa aucun doute sur le siège de l'hémorrhagie. Dans la paroi abdominale aucune branche de la mammaire ou de l'épigastrique n'avait été piquée.

Obs. LXIV. — ***Blessure des vaisseaux mésentériques*** (1). — Un homme reçoit dans la partie inférieure de l'hypochondre droit, un coup violent; il tombe mort. A l'ouverture on reconnaît que les vaisseaux du mésentère ont été déchirés. (***Tulpius*** lib. 2. obs. 29.)

Obs. LXV. — ***Blessure du foie et de la veine cave.*** — ***Mort.*** — Le lieutenant André Ferbert

(1) Bonet, *Sepulchretum*, p. 375, vol. III.

ayant été blessé à l'hypocondre droit par une épée, il s'écoula, par la plaie, une grande quantité de sang. Le malade se plaignit de douleurs remontant jusqu'aux larynx; il survint des vomissemens bilieux, des selles sanglantes....... et bientôt la mort.

L'abdomen ouvert, le foie et la veine cave furent trouvés lésés par le fer de l'épée. (Bonet. vol. 3, p. 362.)

Obs. LXVI.—*Chute, rupture de l'utérus, hémorrhagie* (1).—Une femme, arrivée au sixième ou septième mois de la gestation, se laisse tomber d'un deuxième étage. Tous les symptômes d'une hémorrhagie interne abondante se manifestent; par la vulve il ne s'échappe qu'un peu de sang. La malade succombe au bout d'une heure. On trouve l'utérus déchiré dans une grande étendue, l'enfant dans la cavité du péritoine et un épanchement de sang considérable.

Obs. LXVII.—*Chute.—Mort.—Epanchement sanguin dans le ventre.—Rupture d'une veine rénale* (2).—Un malade qui venait de faire une chute est porté à l'hôpital Saint-Éloi, présentant tous les symptômes d'une hémorrhagie cachée. Il succombe rapidement. A l'autopsie, on trouva une des veines rénales rompues. Elle avait été la

(1) *Thèse Montpellier*, Daniel, n. 77, 1832.

(2) *Thèse Montpellier*, Daniel, 77, 1832.

source d'un épanchement considérable dans l'abdomen.

Obs. LXVIII. — *Coup d'épée dans l'abdomen. — Ouverture de l'artère épigastrique sans hémorrhagie externe. — Mort* (1). — Un officier d'un régiment italien, prisonnier en Angleterre, à Portsmouth, se battit en duel avec un de ses compagnons d'infortune. Il reçut dans le bas-ventre, le long du trajet de l'artère épigastrique, un coup de fleuret très mince et nommé carlet. Le voyant blessé, les témoins arrêtèrent l'action qu'il voulait continuer. La paix fut faite, et on proposa de sceller, à la taverne, la réconciliation; il s'y rendit après plusieurs minutes de marche, se mit à table, but et mangea pendant une demi-heure environ, époque à laquelle il se trouva pris de frissons, syncopes, vomissement, rapidement suivis de la mort.

A l'ouverture, on trouva l'abdomen entièrement rempli de caillots de sang, s'élevant à plusieurs livres, fournis par la déchirure de l'artère épigastrique, sans qu'une seule goutte eût transsudé au-dehors.

Obs. LXIX. — *Division de l'artère épigastrique gauche par un coup de couteau. — Suspension de l'hémorrhagie par la compression faite*

(1) Ce fait m'a été communiqué par le docteur Carron Du Villards.

avec le doigt. — Epanchement mortel (1). — Au mois de mai 1831, à six heures du soir, fut apporté à l'Hôtel-Dieu et couché dans la salle Sainte-Agnès, un jeune garçon boucher, robuste et de haute taille. A l'une des barrières de Paris, cet homme s'était pris de querelle avec sa maîtresse, et en reçut un coup de couteau dans la région iliaque gauche. Quelques minutes après cet accident, il éprouva des défaillances. Placé sur un brancard, il n'arriva à l'Hôtel-Dieu qu'environ deux heures après. Le pouls était encore précipité et assez fort; le doigt, introduit dans la plaie qui avait plus d'un pouce de largeur et dont la direction était transversale, put facilement sentir le battement de l'artère épigastrique à son bout inférieur, en la comprimant entre le pouce resté au dehors et l'indicateur placé sur le point correspondant de la paroi abdominale à sa face interne, ou suspendait le battement et la sensation de l'écoulement du liquide. Aussitôt que l'on cessait cette compression, on sentait reparaître cet écoulement. Comme interne de garde, chargé de surveiller ce malade, je crus devoir me borner à cette compression permanente, en même temps que je faisais prévenir M. Breschet, qui arriva sur les dix heures du soir, s'assura par lui-même de l'exactitude de la compression, et vit qu'elle avait complètement suspendu l'hémorrhagie : on put donc la cesser. Des com-

(1) Communiquée par M. Caffe.

presses réfrigérantes furent appliquées sur l'abdomen. Le pouls continuait de battre avec régularité, mais il était de beaucoup déprimé. Le lendemain se déclarèrent les accidens d'une péritonite aiguë, et le malade succomba le troisième jour. L'autopsie fit reconnaître un épanchement circonscrit dans le bassin inférieur, de la quantité d'une livre et demie, et limité par des adhérences d'inflammation péritonéale.

ARTICLE V.

Hémorrhagies du périnée.

La position du périnée ne permet guère l'accès des corps vulnérans et les hémorrhagies de cette région sont le plus souvent le résultat de la taille par-dessous les pubis ; on en a vu cependant être le résultat de violences extérieures. Lorsque la cause n'a pas déterminé de plaie aux tégumens, le sang s'épanche rapidement dans le tissu cellulaire très lâche qui remplit les espaces interponévrotriques du périnée ; et si la peau et les aponévroses ont été déchirées, l'hémorrhagie peut être très abondante ; car les artères sont nombreuses, et un lacis considérable de veines assez volumineuses se trouve dans cette région.

Si le coup en déchirant les tégumens avait lacéré le tissu spongieux de l'urètre, une hémorrhagie pourrait avoir lieu, d'autant plus sérieuse que la ligature ne pourrait être faite, que la cautérisation serait une opération dangereuse à cause de la profondeur de la plaie et du voisinage de l'urètre, enfin qu'on n'aurait à lui opposer que le tamponnement et la compression. Mais le plus souvent, à la suite d'une contusion du périnée, la peau et les aponévroses restent intacts; l'urètre seul est ouvert, et l'hémorrhagie se fait par ce canal.

Quoi qu'il en soit, les hémorrhagies vraiment graves du périnée, celles qui méritent de fixer toute notre attention, sont celles qui sont le résultat de la taille sous-pubienne.

Ce sont ces hémorrhagies qui ont surtout été la cause des prétentions de la lithotritie, et qui ont engagé si souvent les lithotomistes à abandonner telle ou telle méthode, et en inventer de nouvelles.

Ces hémorrhagies sont, ainsi que nous l'avons indiqué plus haut d'une manière générale, primitives et consécutives. Les unes proviennent des vaisseaux, les autres du tissu spongieux de l'urètre. La compression arrête assez facilement les premières; elle est moins efficace pour les secondes.

La ligature du vaisseau ouvert est le plus souvent impraticable, la cautérisation ne l'atteindrait pas plus sûrement, et aurait d'ailleurs des dangers : la ligature de la honteuse ne mettrait probablement pas d'une manière certaine à l'abri de l'hémorrhagie par le retour du sang dans le bout inférieur; la compression est donc le moyen qui offre le plus de chances de succès. Ce moyen toutefois n'est pas exempt de dangers et il ne réussit pas toujours à arrêter l'écoulement du sang.

Obs. LXX. — Dupuytren pratiqua, en 1832, l'opération de la taille chez un homme de 66 ans. Deux pierres dont une énorme, furent retirées; le malade perdit peu de sang pendant l'opération, et quatre jours après la plaie était en bonne voie de cicatrisation. Le malade était bien sous tous les rapports, lorsque tout-à-coup sans cause connue, il fut pris d'un suintement sanguin assez abondant. On appliqua des réfrigérans sur le périnée et sur le bas-ventre; le sixième jour après l'opération, le suintement continuait, on exerça le *tamponnement* à l'aide de la canule à chemise; l'hémorrhagie parut un instant arrêtée, mais neuf heures après elle reparut avec une nouvelle intensité. Le septième jour, on tamponne plus fortement encore avec de la charpie et des *styptiques;* mais ce fut en vain. Le huitième jour, on eut recours à la *cautérisation* avec le fer rouge; l'hémorrhagie s'arrêta pendant quelques instans et enleva le malade le neuvième jour.

Ainsi, chez ce malade, réfrigérans, tamponnement, styptiques, cautérisation, en un mot tous les moyens applicables dans ce cas furent employés inutilement.

ARTICLE VI.

Hémorrhagies du canal de l'urètre et du corps caverneux.

Les hémorrhagies du canal de l'urètre peuvent être le résultat, ainsi que nous l'avons dit plus haut, d'une violence extérieure qui a agi sur le périnée. Dans d'autres cas, elles sont le résultat d'une contusion de la verge : d'autres fois ces hémorrhagies reconnaissent pour causes les opérations qui se pratiquent sur le canal de l'urètre et sur la verge. Marc-Aurele-Severin (*de Medicina efficaci*, p. 453) rapporte qu'un chirurgien ayant amputé un gland pour un chancre, une hémorrhagie tellement abondante eut lieu, durant qu'il faisait échauffer le cautère, que le malade ne put se rétablir et mourut d'épuisement quelques jours après.

Malgré la texture spongieuse et vasculaire du corps de la verge, les blessures de cette partie ne sont pas toujours suivies d'hémorrhagies rebelles. Quand le tissu des corps caverneux est entamé sans lésion des troncs artériels qui le parcourent, il suffit en général de soumettre la verge à des irrigations froides, continues, pour suspendre l'écoulement du sang. Quand la verge est tronquée, on peut facilement saisir, lier ou tordre les artères qui s'y distribuent et mettre le malade à l'abri de l'hémorrhagie.

La cautérisation ne serait applicable qu'aux cas où le tissu spongieux du corps caverneux continuerait de verser par exhalation une grande quantité de sang.

Nous avons déjà vu que la contusion de l'urètre provoquait souvent des pissemens de sang. D'autres causes peuvent aussi produire des hémorrhagies urétrales; les principales sont : le cathétérisme forcé, l'incision des brides, la cautérisation des rétrécissemens, l'action de rompre la corde dans les blennorrhagies, ces causes produisent souvent des hémorrhagies rebelles et abondantes. Les réfrigérans sur les bourses et la compression du périnée, sur une sonde placée dans le canal, sont le moyen qu'on leur oppose.

Obs. LXXI. — Le 19 juin 1835 a été reçu à l'Hôtel-Dieu le nommé Marié, âgé de quarante-cinq ans, d'une constitution pléthorique, pour un rétrécissement organique de l'urètre produit par plusieurs écoulemens. A son entrée, le jet est filiforme; le malade est fréquemment pris de rétention d'urine au moindre excès, au plus petit changement de température. A l'aide d'une sonde exploratrice on constate un rétrécissement considérable à sept pouces du méat; la sensibilité du canal est extrême; le malade n'avait jamais éte sondé. Dix jours après son entrée, on fait une cautérisation avec le porte-caustique de

Lallemand. Le jour de la cautérisation, une sérosité séro-sanguinolente s'écoula par l'urètre. Le 4 juillet, on prend une nouvelle empreinte qui constate que le canal est déjà plus libre, et trois jours après on fait une nouvelle cautérisation que le malade supporte aussi bien que la première fois. Le 10 juillet, la sonde exploratrice est introduite de nouveau; elle est retirée teinte de sang et suivie de l'écoulement de ce liquide. Cette hémorrhagie dura dix-huit heures, et affaiblit considérablement le malade; rien ne put l'arrêter, ni la position, ni les réfrigérans, tels que les injections à la glace, les lavemens d'eau froide, l'application de compresses froides sur le périnée. Le pouls du malade est petit et filiforme; on a recours à la compression sur le périnée.

Ce moyen arrêta sur-le-champ l'hémorrhagie, qui ne s'est pas renouvelée : le malade a été laissé tranquille jusqu'au 17. On a introduit alors des bougies de plus en plus volumineuses, et le malade est sorti guéri.

Il ne faut pas croire cependant que toutes les déchirures du canal de l'urètre peuvent avoir de graves résultats.

Obs. LXXII. — Mancelle, âgé de trente-trois ans, a eu plusieurs blennorrhagies; il en avait une encore lorsque, se livrant au coït, un écoulement de sang se fit en assez grande abondance. Il s'abstint pendant quelque temps de voir des femmes; croyant être guéri, il se livra de nouveau au coït; ne voyant pas sortir de sang, il s'y adonna sans réserve; mais bientôt après un coït laborieux, il fut pris d'un pissement de sang considérable. Il entra à l'Hôtel-Dieu; le sang était d'un rouge clair et vermeil, déterminait dans le canal une douleur brûlante, et ne se coagulait qu'après un certain temps. Dupuytren pensa que cette hémorrhagie était due à une rupture de l'urètre (saignée du bras, décoction de grande consoude); le lendemain, le malade était bien, et peu de jours après il est sorti guéri. (1)

Une chose importante pour arrêter ces hémorrhagies et empêcher qu'elles ne se reproduisent, c'est d'éloigner du malade tout ce qui peut provoquer des érections.

Article VII.

Hémorrhagies des organes génitaux.

A. *Prépuce.* — Les opérations que l'on fait sur le prépuce sont souvent la source d'hémorrhagies, et celles-ci ne sont pas toujours sans danger.

Il y a peu d'années, dit Spiritus (2), je fus appelé par un père de famille, dont le fils avait été circoncis dans la journée, et qui était sur le point de mourir d'hémorrhagie. J'arrivai, et je crus que mes soins seraient inutiles, l'enfant était presque mort; pâleur générale, coloration

(1) Recueillie par M. Mirault.

(2) Journal de Graefe et de Walther.

jaune-cire de la face, respiration à peine sensible, légères convulsions.

Ayant nettoyé la plaie, je reconnus que l'hémorrhagie provenait de plusieurs petits vaisseaux. J'enveloppai la verge d'une couche épaisse de colophone, l'hémorrhagie s'arrêta et l'enfant fut sauvé. Un quart d'heure plus tard il serait probablement mort.

Cet accident arrive certainement plus souvent qu'on ne le pense généralement, puisqu'il a excité l'attention du gouvernement prussien qui a ordonné par un arrêté royal que la circoncision ne serait désormais faite que par des rabbins qui auraient devant un conseil de médecins, fait preuve des connaissances nécessaires pour parer aux accidens qui peuvent la compliquer.

Du reste, les réfrigérans et les styptiques suffisent ordinairement pour arrêter les écoulemens de sang, suites de cette opération. Si ces moyens n'avaient pas le résultat qu'on en attendait, il faudrait avoir recours à la cautérisation.

B. *Testicule, ses enveloppes et son cordon.* — Les différentes couches qui forment les bourses reçoivent des artères de la crurale (les génitales externes) et de l'artère superficielle du périnée (artère de la cloison). Les veines qui accompagnent ces artères sont très larges et très nombreuses. Les plaies contuses et même les piqûres du scrotum sont souvent accompagnées d'une énorme infiltration de sang. Cette infiltration qui est favorisée par la laxité du tissu cellulaire, constitue une des variétés de l'hématocèle. Des résolutifs et des réfrigérans suffisent pour arrêter l'épanchement et favoriser son absorption. Mais si le scrotum a été divisé par un instrument bien tranchant, l'hémorrhagie pourra être très abondante, ainsi que le prouve l'observation suivante.

Obs. LXXIII. — Un homme (1) d'une soixantaine d'années était depuis long-temps à l'hospice de Bicêtre, lorsque las de la vie et voulant, ainsi qu'il le disait, périr par où il avait péché, employa plusieurs heures pour repasser un mauvais couteau et la nuit venue, il se couche comme d'habitude à 6 heures du soir, c'était le 4 janvier 1835. A peine était-il couché que relevant ses testicules de la main gauche, il fit une incision sémi-elliptique qui, commençant au raphée venait se terminer près de l'anneau inguinal; puis changeant le couteau de main, il en fit autant du côté gauche. Le lendemain à 7 heures du matin je fus appelé pour voir ce malade que le garçon de salle me disait être mort. J'arrivai et trouvai cet homme couché dans une gouttière pro-

(1) Observation communiquée par M. Pigné, interne.

fonde formée par ses matelas affaissés et cette gouttière pleine d'un sang généralement noir, mais offrant çà et là des stries roses et entièrement coagulées; le scrotum était coupé, ainsi que je l'ai dit plus haut; entre la peau et les caillots suintait encore du sang en assez grande abondance; j'évaluai à 5 ou 6 livres le sang répandu, le malade était presque exsangue et sans aucun mouvement, j'enlevai ces caillots, lavai la plaie, fis un assez grand nombre de ligatures; l'artère du cordon spermatique n'avait pas été divisée; je rapprochai à l'aide de points de sutures et le malade placé dans le service de M. Murat, guérit parfaitement bien.

Quand on fait la ponction pour vider la tunique vaginale, il peut survenir une hémorrhagie dépendant ou de la blessure du testicule, ou de la lésion de l'un des vaisseaux des enveloppes ou du cordon.

Dans le cas suivant, bien que l'on n'ait pas découvert la somme de l'hémorrhagie, il est pourtant évident qu'elle provenait de la lésion de quelque vaisseau appartenant aux enveloppes.

Obs. LXXIV. —*Extravasation de sang à la suite de la ponction d'une hydrocèle.* — Une ponction ayant été pratiquée pour la quatrième fois, avec un petit bistouri à disséquer, deux ou trois minutes après l'écoulement de la sérosité, sortirent par l'ouverture environ deux onces de sang pur et liquide, coulant à plein canal et uniformément, comme s'il jaillissait d'une grosse veine et sans aucune douleur; cette hémorrhagie s'arrêta sous l'influence d'une saignée du bras et des applications astringentes et aromatiques qu'on faisait sur le scrotum à la suite des précédentes ponctions.

Le lendemain, le malade accuse une grande pesanteur et de la tension dans un testicule, et tout le long du trajet des vaisseaux spermatiques jusqu'à l'aîne, le scrotum était volumineux.

La tunique vaginale est mise à nu; normale pour sa couleur et sa texture, elle est très distendue et donne issue par l'incision à beaucoup de sang coagulé; les parties étant nettoyées avec de la charpie, on découvre *le testicule, ses vaisseaux et sa tunique propre, le tout à l'état naturel;* la plaie fut pansée, et le malade guérit sans autre accident.

Dans les tentatives de suicide les hémorrhagies de ces parties peuvent être mortelles, surtout si l'artère spermatique a été ouverte, parce que ceux qui s'en sont rendus victimes prennent leurs précautions pour ne pas s'exposer à recevoir des secours qu'ils rejettent.

Obs. LXXV. — Un jeune homme voulant s'ôter le pouvoir de violer la loi de continence que son état lui imposait, se fait une ouverture au scrotum, et arrache le testicule mis à nu; il en résulta une hémorrhagie qui eût été fatale si M. Sernin n'était venu à son secours. (*Journal de medecine.*)

Dans les opérations chirurgicales, les hémorrhagies de cette région sont assez fréquentes, mais rarement suivies de mort; la position des artères permet aisément d'apporter un remède sûr, la ligature; aussi c'est le moyen qu'il convient d'employer dans tous les cas de ce genre qui peuvent se présenter.

Si une hémorrhagie survenait quelque temps après l'opération, il faudrait examiner si c'est un vaisseau de la tunique vaginale ou du cordon spermatique, et tâcher de le lier, s'il était impossible de le lier, et que l'hémorrhagie provenant du cordon, fut assez abondante pour compromettre la vie du malade, on serait contraint, d'après Boyer, de lier le cordon en totalité. Nous ne parlons pas des cas où le cordon serait retiré dans le ventre; car alors il n'y aurait rien à faire.

C. — *Utérus et vagin.* — Nous ne comprendrons pas dans cet article les hémorrhagies dues à une rupture de l'utérus dans l'état de gestation; car ces hémorrhagies sont au-dessus des ressources de l'art; et les exemples de guérison qui existent et qui ont été relatés par M. Pigné dans la *Gazette médicale*, prouvent seulement qu'on ne doit jamais désespérer des ressources de la nature.

Les hémorrhagies dont nous nous occuperons ici sont celles qui surviennent à la suite des opérations telles que l'extirpation ou l'excision de tumeurs fibreuses, l'amputation du col utérin, etc.

Si, dans ces circonstances, il survenait une hémorrhagie grave, il faudrait faire des injections froides astringentes et des applications froides sur les cuisses et le bas-ventre; et si ces moyens ne suffisaient pas, le tamponnement devrait être mis en usage; ou s'il était trop douloureux pour être supporté, il faudrait alors avoir recours à la cautérisation.

ARTICLE VIII.

Hémorrhagie de la partie inférieure du rectum.

Les plaies de la circonférence de l'anus sont rares, mais les opérations fréquentes que l'on pratique sur cet orifice et sur la partie inférieure du rectum, donnent souvent lieu à des hémorrhagies, qui deviendraient graves et même mortelles, si l'on ne se hâtait d'y remédier. Après l'excision des hémorrhoïdes, si cet accident survient, il est d'autant plus à craindre que la contraction spasmodique du sphincter, empêche le sang de couler au-dehors, et le fait accumuler dans le rectum et le gros intestin. Après l'opération de la fissure et de la fistule, l'écoulement se fait en général à l'extérieur, lorsqu'il a lieu, mais il ne faut pourtant point se reposer sur ce qui se passe dans la majorité des cas. On doit surveiller attentivement et prévenir l'accumulation du sang dans le gros intestin. Il est toujours possible, dans ces cas, de dilater l'anus d'une manière suffisante pour voir la source de l'hémorrhagie, et y remédier par la ligature ou l'application du cautère actuel ou le tamponnement.

Lorsque après l'ablation de l'extrémité inférieure du rectum, il survient une hémorrhagie, il faut, autant que possible, lier les vaisseaux qui fournissent du sang; quand ils échappent aux pinces, appliquer le cautère actuel qui, dans ces cas, doit être manié avec beaucoup de ménagement. Si enfin le vaisseau échappait à l'œil, il faudrait, après avoir évacué les matières et le sang, à l'aide de lavemens simples, faire dans le rectum des injections froides et astringentes, et, dans quelques cas, employer le tamponnement.

Le devoir du chirurgien, dans toutes ces circonstances, est de prévenir et d'empêcher les hémorrhagies internes; car elles ne s'annoncent que par des symptômes généraux, c'est-à-dire par les phénomènes qui les rendent redoutables. La cautérisation, le tamponnemen t et la ligature offrent des ressources précieuses pour oblitérer les vaisseaux qui fournissent du sang.

ARTICLE IX.

Membres supérieurs.

§ I. Hémorrhagies traumatiques des artères sous-clavière, axillaire et humérale.

Les artères sous-clavière, axillaire et humérale peuvent être lésées sur tous les points de leur longueur, et fournir des hémorrhagies d'autant plus graves, qu'elles-mêmes sont plus volumineuses et plus rapprochées du cœur.

La sous-clavière, par sa position, est moins exposée que l'axillaire et la brachiale. Protégée par la clavicule, et placée en partie dans la poitrine, elle ne peut être atteinte que très difficilement par les instrumens vulnérans; M. Larrey a cependant vu deux exemples de sa lésion qu'il a consignés dans sa clinique chirurgicale.

La blessure de cette artère est ordinairement si promptement mortelle, que, jusqu'à présent il ne paraît pas qu'on ait pu la lier.

L'action des instrumens vulnérans ordinaires,

l'ouverture des nombreux abcès qui se dévelop-pent dans l'aisselle, les opérations nécessitées par les tumeurs de nature diverse qui se forment dans cette région, les tentatives de tractions forcées pour réduire les luxations de l'humérus, etc., sont autant de circonstances qui peuvent conduire à la lésion de l'artère axillaire; et ces lésions peuvent encore dépendre d'une erreur de diagnostic.

Vesale parle d'un homme chez lequel il avait reconnu l'existence d'une tumeur anévrysmale; un autre chirurgien consulté plus tard, la croyant d'une nature différente, l'ouvrit, et le malade mourut en peu d'instans.

Ruysch et Dehaen rapportent deux exemples à-peu-près semblables; Palfin, Schlitting, Warner, ont été témoins de pareilles méprises. L'exemple de Ferrand, chirurgien de l'Hôtel-Dieu, qui ouvrit un anévrysme de l'axillaire est assez connu. (1)

Ce malheur est aussi arrivé à Dupuytren.

L'artère axillaire peut être intéressée, seule ou avec la veine. J'ai vu un cas remarquable de ce dernier accident sur un de mes anciens collègues dans la chirurgie militaire; il reçut un coup de feu, dont la balle, pénétrant par la partie supérieure et un peu antérieure du

(1) *Thèse*, no 332, année 1834, Castelnau, p. 15.

moignon de l'épaule droite, vint sortir près de l'articulation sterno-claviculaire gauche. Un flot de sang sortit à l'instant par les deux plaies, et le blessé tomba en syncope. On tampona toute la région au-dessus et au-dessous de la clavicule: l'hémorrhagie fut arrêtée; les escarres se détachèrent et cette plaie si grave guérit; mais il resta au niveau de la partie moyenne de la clavicule un anévrysme variqueux des mieux caractérisés. Aujourd'hui, plus de vingt ans après cette blessure la tumeur, qui a le volume d'un gros œuf d'oie, reste aussi apparente qu'à son origine, mais elle n'a pas augmenté, et ce blessé qui est un homme robuste n'en n'est nullement incommodé, les mouvemens du bras droit étant aussi libres qu'ils l'ont jamais été.

Mais les lésions de l'artère axillaire sont loin d'être toujours aussi innocentes, ainsi que prouve l'observation suivante:

Obs. LXXVI. —Le 10 mars 1833, un homme de 23 ans, faible et délicat, reçut un coup d'épée à la partie antérieure de l'aisselle droite, précisément au-dessous du bord inférieur du tendon du grand pectoral. L'épée, large d'un pouce, avait suivi une ligne transversale, relativement à la direction de l'artère. L'hémorrhagie fut considérable et le malade éprouva une si grande syncope qu'on le crut mort. La respiration subsistant encore, on agrandit la plaie supérieurement et inférieurement, et l'on reconnut visiblement que l'artère axillaire était ouverte. On essaya d'en faire la ligature avec une aiguille courbe et un fil ciré. Cette opération n'ayant point réussi, on embrassa l'artère dans une ligature passée à travers la peau et une partie des muscles, tandis qu'on exerçait une forte compression au-dessus de la clavicule, afin de s'opposer à l'hémorrhagie. Elle fut arrêtée. Le malade revint peu-à-peu à lui-même, à l'aide de quelques cordiaux; le bras resta froid, sans mouvement, sans pulsation artérielle au poignet. De nouvelles syncopes des faiblesses d'estomac, des hoquets, des vomissemens survinrent pendant la nuit. Le lendemain, il y eut une nouvelle hémorrhagie qu'on arrêta en serrant les ligatures, et en faisant une compression au-dessus de la clavicule. Les faiblesses continuèrent, le bras devint froid, insensible, sans mouvement, sans pulsation au poignet, ce fut alors qu'on proposa de l'amputer dans son articulation; mais l'excessive faiblesse du malade parut une contre-indication à cette opération; les accidens augmentèrent et le malade mourut le quatrième jour après l'accident. A l'autopsie on trouva l'artère axillaire totalement divisée avec deux nerfs du plexus brachial. L'artère axillaire et trois nerfs du plexus avaient été embrassés dans la ligature, la veine axillaire avait été ouverte par l'épée. (*London. Medical Journ. tome* IV, *pag.* 159.)

LXXVII. — M. Larrey rapporte l'observation

d'un militaire qui reçut un coup de pointe de sabre dans l'aisselle; il y eut une hémorrhagie très abondante, qui parut cesser quand on eut réuni la plaie. La blessure fut rapidement guérie; mais le neuvième jour, il apparut dans l'aisselle une tumeur présentant des battemens isochrones à ceux du cœur. En deux jours elle avait acquis le volume des deux poings. M. Larrey pratiqua l'amputation dans l'article. (1)

Dans des cas semblables, il est évident qu'il faudrait lier soit les deux bouts de l'artère, soit la sous-clavière, ainsi que le professeur Lallemand l'a fait récemment avec succès.

Les hémorrhagies résultant de la lésion des veines sous clavière ou axillaire peuvent être immédiatement mortelles; j'en ai vu un exemple en juin sur un militaire, qui, ayant reçu une balle d'une fenêtre, eut la clavicule et la veine sous-clavière droite traversées, les parties molles extérieures largement ouvertes, perdit des flots de sang, et succomba quelques instans après son entrée à l'hôpital. Dans un cas semblable il faudrait, suivant l'occurrence, ou essayer la compression, ou froncer les bords de la division, si celle-ci n'intéressait qu'une portion du calibre de la veine, ou enfin jeter une ligature sur les deux bouts du vaisseau. Or, cette opération entravant la cir-

(1) *Clinique chirurg.*, t. III, p. 132.

culation veineuse du membre pourrait entraîner la gangrène, et forcer le chirurgien à pratiquer l'amputation.

On rencontre fréquemment les lésions de l'*artère brachiale ;* elles sont moins graves que celles de l'axillaire, en raison de son éloignement du cœur, et de l'application plus facile des moyens hémostatiques. Cependant, les anomalies fréquentes qu'elle présente ont été quelquefois une source d'erreurs dangereuses dans le diagnostic de ces lésions et dans leur traitement.

Les lésions de l'artère brachiale ont quelquefois occasioné la mort, en présence même des secours de l'art.

Obs. LXXVII.—*Blessure de l'artère brachiale* (1). —Un jeune homme, âgé de vingt-cinq ans, reçut à la partie moyenne et supérieure du bras un coup de couteau, vers le bord externe du biceps; l'artère brachiale fut ouverte; des hémorrhagies considérables et qui reparurent à diverses reprises, l'excessive tuméfaction du membre avec ecchymose, ne laissèrent aucun doute sur la nature de la maladie. Malgré l'étendue d'une incision faite sur le trajet de l'artère, depuis le tendon du muscle pectoral, jusque v rs le tiers inférieur du bras, et l'évacuation de tous les caillots de sang, on ne put reconnaître l'en-

(1) Deschamps, obs. des Lig. des artères.

20

droit précis où l'artère était ouverte. Le malade mourut de faiblesse le dixième jour de sa blessure. L'ouverture du cadavre fit voir que l'artère brachiale avait été ouverte à sa partie postérieure externe, dans une étendue de deux lignes suivant sa longueur, vis-à-vis le bord inférieur du tendon du grand pectoral, au-dessus de la naissance des artères profondes supérieures.

Harrisson rapporte un cas où à la suite d'une fracture de l'humérus à sa partie moyenne, l'artère nourricière de cet os fut lésée et donna lieu à une hémorrhagie abondante qui s'opposa à la formation du cal.

Obs. LXXIX.—La nommée M... étant tombée à la renverse sur une faux, s'ouvrit l'artère brachiale gauche; une très forte hémorrhagie survint, mais elle fut arrêtée par un voisin qui eut le bon esprit de serrer avec une corde le bras au-dessus de la plaie. Le chirurgien du village mit un tampon, ce qui arrêta parfaitement bien l'hémorrhagie, qui ne se reproduisii pas lors même que le tampon fut enlevé, trente six heures après l'accident. L'hémorrhagie ne reparaissant pas, on couvrit la plaie d'un plumasseau enduit de cérat, après avoir préalablement rapproché ses lèvres au moyen de bandelettes agglutinatives. On appliqua ensuite des compresses graduées sur l'emplâtre, et l'on serra de manière à comprimer légèrement la partie lésée. La malade guérit fort bien. L'absence de pulsations aux artères radiale et cubitale fait présumer qu'il y eut soit oblitération du vaisseau par l'adhérence de ses parois, soit obstruction par un caillot organisé. (1)

Obs. LXXX. — Dans le journal général, 1806. t. 25. p. 26, on trouve une observation de blessure de la brachiale guérie par le même moyen; l'artère avait été blessée à quatre travers de doigt de l'aisselle par un coup de sabre porté de bas en haut, de dedans en dehors. On réchauffa, avec des sachets de cendre chaude, l'avant- bras qui était extrêmement froid. Le tourniquet de Jean-Louis Petit, étant supporté difficilement par le malade, fut remplacé, pendant un certain temps, par les mains des aides, après quoi on réappliqua l'instrument.

Le 5e jour, l'engorgement avait beaucoup diminué sous l'influence des résolutifs, un léger mouvement vermiculaire était sensible à la radiale.

Le 7e, les battemens de la radiale étaient plus prononcés, le tourniquet fut relâché;

Le 12e, le pouls est parfaitement semblable à celui du côté opposé;

Le 18e, le tourniquet est entièrement enlevé;

Guérison parfaite le 36e, il ne reste qu'un peu

(1) *Revue Médicale*, février, année 1835, p. 231, par M. Vittrhoeven, chirurgien de l'hôpital Saint-Jean, à Bruxelles.

de faiblesse musculaire et une diminution remarquable de la sensibilité, surtout à la partie interne de la main.

Malgré ces exemples de succès, la ligature est toujours plus simple, et par conséquent préférable.

Ici la facilité de communication anastomotique, et la fréquence des anomalies, font une double loi de découvrir le point blessé, et de faire deux ligatures.

§ II. Hémorrhagies du pli du bras.

Le pli du bras est souvent le siège d'hémorrhagies traumatiques; le grand nombre des branches vasculaires considérables qui occupent cette région, la position superficielle de ses artères, les cas d'anomalie où ces artères se rapprochent encore plus des tégumens; enfin, leurs connexions intimes avec les troncs veineux, sur lesquels on pratique l'opération de la saignée, les exposent à de fréquentes lésions.

A. *Hémorrhagies veineuses.* — Cinq troncs veineux principaux peuvent être blessés au pli du bras : ce sont les veines céphalique, basilique, médiane céphalique, médiane basilique, et médiane commune. Ordinairement l'hémorrhagie veineuse s'arrête spontanément, à moins qu'une constriction, exercée entre la veine et le cœur, ne s'oppose au libre cours du sang; dans ce cas, on l'a vue déterminer la mort.

La direction de la plaie faite à la veine, son étendue, sa profondeur, exercent une grande influence sur l'abondance de ces hémorrhagies; quelquefois le jet du sang a été assez considérable pour qu'on ait pu croire à une lésion artérielle.

Il est, en général, facile d'arrêter une hémorrhagie veineuse à l'aide d'une compression même médiocre, on peut rendre ce moyen plus efficace, en fléchissant l'avant-bras sur le bras, et assujétissant le membre dans cette situation.

Le tissu cellulaire sous-cutané de cette région, au milieu duquel rampent les troncs veineux, très lache chez les sujets maigres, se prête facilement aux infiltrations sanguines diffuses, situées entre l'aponévrose et la peau; ces infiltrations se forment surtout, lorsque l'ouverture de celle-ci n'est pas assez large pour donner au sang une libre issue, et elle constituent des tumeurs connues sous le nom de trombus.

B. *Hémorrhagies artérielles.* — Un grand nombre d'artères peuvent être lésées dans cette région ; une multitude d'anastomoses tendent à ramener le sang par le bout inférieur du vaisseau divisé; l'artère humérale, les deux branches de sa division, les quatre recurrentes antérieures et postérieures, leurs communications avec les artères collatérales, externe et interne, entourent l'articulation comme d'un réseau artériel, de là, le précepte, dans les solutions de continuité des artères de cette région, d'en lier toujours les deux bouts. A la partie supérieure, l'artère se trouve protégée par la saillie du biceps; plus bas, elle s'enfonce entre les deux saillies musculaires de l'avant-bras renfermée dans une espace triangulaire, limitée en avant par l'expansion aponévrotique du biceps, en dehors par le tendon de ce muscle, et en dedans, par le bord externe du rond pronateur. Dans ce lieu, le nerf médian est au côté interne de l'artère; c'est dans ce point encore, qu'elle n'est séparée, de la médiane basilique que par l'expansion bicipitale; les rapports de ces deux vaisseaux varient suivant l'obliquité de la veine, et c'est là que ce vaisseau a été si souvent intéressé dans l'opération de la saignée, accident dont nous nous occuperons bientôt. L'artère humérale est bien plus exposée encore à être blessée, lorsque par une de ces anomalies qui ne sont rien moins que rares, elle se divise au-dessus du pli du coude, au bras ou même dans l'aisselle, et que l'une des branches de la division vient superficiellement dans la région qui nous occupe; tellement, qu'elle a été prise pour une veine, et incisée par des chirurgiens inattentifs (on en a observé un exemple à l'Hôtel-Dieu, en juillet 1830, sur un blessé qui avait été saigné en ville); ou lorsqu'une de ces divisions accompagne des veines qui, ordinairement éloignées de toute artère, n'inspirent au chirurgien aucune méfiance.

Obs. LXXXI. — *Ligature des deux artères brachiales pour plaies* (1). — Un homme se fit une profonde incision au pli de chacun des bras; il perdit *sept à huit pintes de sang* par l'ouverture pratiquée aux deux artères. M. Barras fit la ligature de chaque tronc artériel au moyen d'une aiguille courbe.

L'avant-bras droit resta froid, engourdi; le malade ressentit des fourmillemens incommodes dans les doigts indicateur, medius, annulaire, pendant plusieurs jours. Trente-six heures après l'opération, le pouls radial devint sensible : peu-à-peu la circulation se rétablit. La ligature gauche tomba le dix-neuvième jour; la droite, seulement le soixante-dix-neuvième; et de ce même côté la plaie resta fistuleuse trois mois; l'avant-bras ne pou-

(1) *Journal général*, 1823, t. 82, p. 278.

vait exécuter que de faibles mouvemens : les premiers doigts, et surtout le medius et l'indicateur, sont restés engourdis et presque entièrement paralysés, ce que M. Barras attribue à ce qu'il aura compris le nerf médian dans la ligature. (Le blessé avait manifesté une vive douleur au moment de l'application de la ligature droite).

Obs. LXXXII. — ***Blessure de l'artère brachiale : hémorrhagie secondaire*** (1). — Un homme se blessa au pli du bras avec un rasoir: une hémorrhagie presque mortelle s'ensuivit; mais la compression parvint à l'arrêter. Le huitième jour, une escarre se détacha de la plaie, et l'écoulement de sang reparut. On lia l'artère brachiale au niveau de la plaie ; les deux bouts furent liés ; et quoique le bras et l'avant-bras fussent infiltrés de sang, froids et livides, et que même des phlyctènes se fussent formées aux environs de la plaie, le malade fut guéri au bout de deux mois.

C. ***Lésion simultanée de l'artère et des veines.*** — Lorsque dans une plaie de cette région, qu'elle soit ou non le résultat d'une saignée, une artère et une veine voisines se trouvent intéressées ; aux signes des hémorrhagies veineuses viennent se joindre ceux des hémor-

(1) *Lond. med. et phys., Journ.*, v. XII, p. 339.

rhagies artérielles, et là cette lésion peut être accompagnée d'une hémorrhagie primitive grave ou de la formation d'un anévrysme faux primitif, et donner lieu consécutivement au développement d'un anévrysme faux consécutif, d'un anévrysme variqueux ou d'une varice anévrysmale. Cependant ce résultat n'est pas nécessaire, et on verra plus bas des observations dans lesquelles une compression méthodique suffit également pour arrêter l'hémorrhagie et prévenir les accidens consécutifs : mais le plus souvent il se forme soit un anévrysme faux consécutif, soit un anévrysme variqueux.

Pour exercer cette compression : on appliquera de petites compresses graduées sur le lieu de la blessure, fortement assujéties par des tours de bande en huit de chiffres ; en même temps une compresse graduée sera placée sur le trajet de l'artère humérale ; et on entourera d'un bandage la partie inférieure du membre, pour en prévenir le gonflement.

Si ce moyen était impuissant, il faudrait se résoudre à faire la ligature de l'artère au-dessus et au-dessous de la plaie.

Obs. LXXXIII. — *Lésion de la veine basilique et de l'artère qui est au-dessous* (1). — Un

(1) *Lamotte*, t. II, p. 18, observ. 270.

sergent reçut un coup d'épée dans le pli du bras, qui lui ouvrit la basilique et l'artère qui donnaient du sang avec une telle impétuosité, qu'un mouchoir qu'on avait mis en plusieurs doubles sur la plaie, et serré autant que possible entre les deux mains, ne pouvait l'arrêter. Je découvris la plaie, dit Lamotte, et la sortie et la couleur du sang me persuadèrent également, ce que je ne faisais que conjecturer; je fis embrasser le haut du bras par un aide, dont les quatre doigts se rencontrant sous l'aisselle, serraient ces vaisseaux si exactement qu'il n'en sortait pas une goutte de sang; ce que je fis continuer jusqu'à ce que j'eusse préparé mon appareil, qui consistait en un petit bouton de vitriol, de petites compresses graduées, quelques bourdonnets et plumasseaux de charpie sèche, un astringent. Après cela, je découvris l'artère. Je fis ensuite une incision aux tégumens et j'appliquai l'appareil. Le malade guérit en cinq semaines.

Obs. LXXXIV. — *Saignée.* — *Anévrysme faux primitif de l'artère brachiale.* — *Ligature* (1). — A la suite d'une saignée, le sang jaillit avec une force extrême et l'hémorrhagie se renouvela plusieurs fois; puis, il se développa au pli du bras, une tumeur du volume d'une petite

(1) *Clinique*, t. IV, n. 30.

noix; le bras était largement ecchymosé, la veine cicatrisée, et rien n'indiquait que le sang y passât. Le malade était un homme âgé de vingt-deux ans. M. Dupuytren fit la ligature de l'artère brachiale, suivant la méthode de Hunter et la guérison arriva sans accidens.

OBS. LXXXV.—*Saignée du bras.—Anévrysme faux primitif.* — *Compression.* — *Guérison.* — Le nommé Pétrêle, agé de 40 ans, imprimeur, avait reçu une violente contusion pour laquelle on pratiqua une saignée. L'artère brachiale fut ouverte, et tous les signes de l'hémorrhagie artérielle furent évidens. On appliqua un tampon sur la piqûre; une compression fut établie, assez forte pour que les battemens de l'artère radiale fussent à peine sensibles. Une compresse pliée en plusieurs doubles fut placée sur le trajet de l'artère brachiale, et un bandage roulé couvrit tout le membre qu'on arrosa continuellement d'eau froide. La guérison était complète le huitième jour, et par la suite il n'est pas survenu d'accidens. (*Publié par le docteur Caffe, Gazette des Hôpitaux,* 1835, n°. 103.)

OBS. LXXXVI.— *Saignée.* — *Blessure de l'artère.* — *Compression.* — *Guérison.* — Catherine, blanchisseuse, fut saignée le 26 avril 1825. L'artère fut blessée, le chirurgien exerça de suite une compression circulaire à la partie supérieure du bras, et il parvint à arrêter l'hémorrhagie.

M. Ducros appelé quelques heures après trouva les doigts dans un commencement d'état phlycténoïde par l'effet de la compression circulaire exercé en un seul point; il se décida à adopter l'application de l'appareil Ghenga. Il appliqua sur le trajet de l'artère brachiale, depuis le creux de l'aisselle jusqu'au pli du bras, une atelle cylindrique maintenue par des tours de bande fortement serrés... L'appareil resta seize jours sans être renouvelé; à cette époque, l'artère était entièrement oblitérée et la guérison était parfaite (1).

Obs. LXXXVII.—*Saignée, hémorrhagie, anévrysme faux consécutif. — Ligature.* — Une malade fut saignée; l'écoulement du sang, d'après ce qu'elle rapporte, fut très abondant et difficile à réprimer; elle eut plusieurs syncopes pendant l'opération, et l'on ne parvint à fermer la saignée qu'en exerçant une compression très forte autour du coude; l'hémorrhagie se renouvela dans la nuit; au dixième jour, il parut une tumeur grosse comme une noisette dans l'endroit de la saignée, elle fit beaucoup de progrès en cinq ou six jours. La malade entra à l'hôpital dans le service de MM. Roux et Boyer. Aux signes de l'anévrysme faux consécutif, se joignirent ceux de la varice anévrysmale, un bruis-

(1) Thèse, Montpellier, Daniel déjà cité.

sement obscur quand le membre était dans l'extension, devenait très sensible au toucher et surtout à l'auscultation quand l'avant-bras était légèrement fléchi. On pratiqua la ligature au-dessus de la tumeur.

Obs. LXXXVIII. —*Saignée. Anévrysme faux consécutif. — Ligature. Hémorrhagie consécutive.* —Il y a quelques années, un malade entra à la Charité, pour être traité d'un anévrysme du cœur. Après une saignée malheureuse, il éprouva tous les symptômes d'un anévrysme faux consécutif. On aurait voulu ne pas lier l'artère, et dans cette intention, on appliqua une compression modérée, qui fut laissée plusieurs jours sans qu'on enlevât l'appareil; il s'était formé une escarre et à sa chute, il survint une hémorrhagie abondante; il fallut en venir à l'opération, on lia l'artère à la partie interne du biceps, selon la méthode de Hunter. Le cours du sang fut intercepté, mais le pansement était à peine terminé, que l'hémorrhagie reparut par les blessures du pli du bras. Les collatérales avaient déjà été dilatées par la compression; on prit soudain un autre parti, on ouvrit la tumeur et on fit deux ligatures aux deux bouts de l'artère lésée. Les ligatures placées plus haut devenues inutiles furent coupées, et la plaie guérit. La circulation resta momentanément libre, là où la ligature avait été primitivememt appliquée.. Quelques mois après, les signes de l'hypertrophie du cœur devinrent plus intenses, et le malade succomba. A l'autopsie, l'artère fut trouvée oblitérée au pli du bras, dans le lieu où on avait lié les deux bouts. Elle était aussi oblitérée dans le point où la ligature n'avait été laissée que peu d'instans. L'artère du bras laissait ainsi une espèce d'île. Dans ce cas, quelques minutes ont suffi pour amener un travail inflammatoire, travail d'oblitération favorisé par ce que le sang était complètement intercepté un peu plus bas. (1)

§ III. Hémorrhagie de l'avant-bras.

Lorsqu'une hémorrhagie artérielle a lieu à la partie supérieure de l'avant-bras il est presque impossible, à moins d'une plaie très large, d'en déterminer la source; là, en effet, on rencontre la fin de l'artère humérale qui se prolonge plus ou moins bas suivant les sujets, avant sa division en radiale et cubitale. Là, est le commencement de ces deux branches de la bifurcation, dont la cubitale est la plus profonde et par conséquent la moins exposée aux lésions extérieures. On y trouve aussi tout près de la cubitale, l'artère inter-osseuse commune, qui en émane; aussi à moins qu'on ne puisse saisir les deux bouts de

(1) *Thèses de Paris*, 1834, n. 219.

l'artère divisée ou préciser le lieu qu'elle occupe, tous les auteurs conseillent dans le cas d'hémorrhagie de cette région, de préférer la ligature de l'humérale immédiatement au-dessus du pli du bras; dans le reste de l'étendue de l'avant-bras il est en général facile d'assigner à l'hémorrhagie sa véritable source, et dans ce cas on peut facilement lier l'artère divisée au-dessus et au-dessous de la solution de continuité. Les plaies de l'artère cubitale surviennent souvent chez des individus qui passent l'avant-bras dans un carreau; dans ce cas, la lésion de l'artère est souvent accompagnée de celle du nerf cubital, d'où paralysie de la sensibilité du petit doigt et du côté interne de l'annulaire.

On conçoit que l'artère inter-osseuse peut être blessée par une balle qui traverse l'espace inter-osseux, ou par un instrument tranchant; il serait difficile d'aller au milieu des parties molles et des nerfs de cette région chercher le vaisseau lésé pour en faire la ligature; il faudrait essayer une compression locale et l'aider d'une compression exercée sur l'artère humérale.

Obs. LXXXIX.—*Blessure de la radiale.*— A.—*Radiale.*—Un homme reçoit un coup de serpe sur le poignet gauche, une hémorrhagie se manifeste; le chirurgien appelé auprès du blessé crut ne pouvoir mieux faire que de serrer le bras par une ligature fortement serrée. Comme la gangrène menaçait à chaque instant de s'emparer des parties situées au-dessous de la constriction, il relâchait de temps en temps la ligature; à chaque fois il survenait une nouvelle hémorrhagie; ces écoulemens répétés épuisèrent le malade; il appela un autre chirurgien qui pratiqua avec succès la ligature. (Latour, *Hist. des hém.* t. 1, page 31.)

Obs. XC. — *Blessure de la radiale.* — Un homme se fait une plaie au poignet avec un fragment de verre. L'artère radiale est divisée, il vient à l'Hôtel-Dieu. M. Breschet pratique immédiatement la ligature du bout supérieur; après avoir agrandi la plaie, le sang sortait en nappe par la partie inférieure de la plaie; mais il fut impossible de trouver le bout inférieur qui fournissait l'hémorrhagie. On acheva le pansement. Il survint une inflammation phlegmoneuse qui fut combattue par un traitement antiphlogistique énergique. Neuf jours après l'opération, Il s'écoule un peu de sang par la partie inférieure de la plaie; depuis ce temps l'état du malade n'a cessé de s'améliorer; il a guéri sans autre accident.

Obs. XCI. — *Plaie au poignet. — Lésion d'une branche de l'artère cubitale. — Compression. — Guérison.* — Le nommé X., couché au n° 40 de la salle Sainte-Jeanne, âgé de 23 ans, en enfonçant une fenêtre d'un coup de poing, se fit une plaie au poignet qui intéressa la peau, les muscles superficiels et l'une des branches de l'artère cubitale, un peu au-dessous du ligament annulaire et en dedans. Hémorrhagie, jet saccadé d'un sang rouge, vermeil, perte de huit à dix palettes de sang. Compression des deux bouts de l'artère avec de l'amadou et un bandage roulé. Point d'hémorrhagies consécutives, point d'accidens inflammatoires; sortie du malade dans un état satisfaisant, un mois après. Il était parfaitement guéri.

Obs. XCII. — *Hémorrhagie causée par une plaie de la partie supérieure de l'avant-bras.* — Jacques Schroïder, cordonnier, âgé de 39 ans, en coupant une semelle, fit un faux mouvement et se plongea son tranchet dans la partie interne et supérieure de l'avant-bras droit. Sur-le-champ il fut inondé de sang qui sortit avec impétuosité et par bonds. Un chirurgien appliqua un tourniquet. Il fallut plusieurs fois relâcher la compression à cause de la douleur et du gonflement. On tamponna la plaie; il survint plusieurs hémorrhagies.

Le onzième jour, on tenta inutilement de faire la ligature des deux bouts de l'artère divisée.

M. Maunoir mit la brachiale à découvert au-dessus du pli du bras, fit deux ligatures et coupa l'artère entre les ligatures. Le malade arriva à la guérison sans accidens. (1)

Obs. XCIII. — *Plaie et ligature de la cubitale* (2). — B. *Cubitale.* — Un homme, en se disputant, donna un coup de poing dans un carreau; toutes les parties molles de la face palmaire du poignet furent transversalement et profondément divisées, aucun écoulement un peu considérable de sang n'avait d'abord paru, mais dans la nuit arriva une hémorrhagie assez abondante, paraissant venir de la cubitale; l'interne tenta inutilement la ligature, il ne put découvrir l'artère, et appliqua le compresseur de Dupuytren; le lendemain, Dupuytren fit la ligature des deux bouts du vaisseau; l'hémorrhagie ne reparut plus et le malade guérit complètement.

§ IV. Hémorrhagies de la main.

A. *Paume.* — Les plaies *de la paume de la main* donnent lieu à d'abondantes hémorrhagies primitives, et sont particulièrement disposées aux hémorrhagies consécutives, ce qui s'explique facilement par la multitude et le volume des communications anastomotiques entre les

(1) Maunoir, *Mémoire sur l'anévrysme et la ligature des artères*; Genève, an x.

(2) *Clinique*, t. 2, n. 12.

artères de cette région. La densité du tissu cellulaire, les rameaux nombreux qui naissent des branches principales, les assujétissent dans le lieu qu'elles occupent, de telle sorte que lorsque ces artères sont divisées, les bouts du vaisseau ne peuvent se rétracter.

Il résulte encore de la densité du tissu cellulaire sous-cutané que les ecchymoses ne peuvent se former autour des bords de la solution de continuité même, lorsque c'est l'arcade palmaire superficielle qui est intéressée; dans les plaies de l'arcade palmaire profonde, le sang peut s'infiltrer au loin à cause de la laxité du tissu cellulaire qui entoure le vaisseau.

Ces hémorrhagies sont quelquefois assez abondantes pour compromettre l'existence du blessé, et des anastómoses nombreuses ramenant sans cesse le sang par le bout inférieur, il en résulte qu'on a souvent de la peine à s'en rendre maître, et d'ailleurs, les incisions nécessaires pour pratiquer la ligature ne sont pas sans inconvénient, ni sans dangers.

La compression est le premier des moyens auquel on doit avoir recours pour s'opposer à l'écoulement du sang; quelquefois il suffit du simple rapprochement des lèvres de la plaie, aidé d'un bandage compressif. On peut encore fléchir fortement les doigts sur la paume de la main, dans laquelle on a préalablement placé quelques boulettes de charpie, et les maintenir dans cette situation à l'aide d'un bandage, ou, comme le conseille Harrisson, placer un petit morceau d'éponge dans le fond de la plaie et appliquer par dessus des compresses graduées, pendant qu'un aide comprime les deux artères de l'avant-bras.

Enfin dans les cas où tous ces moyens échoueraient, on en viendrait à la ligature de la radiale et de la cubitale ; rarement il suffit de lier une seule de ces artères, le sang est presque immédiatement ramené par les anastomoses au-dessus et au-dessous de la plaie.

Obs. XCIV. — Charles Bell, dans le deuxième volume de sa Médecine opératoire, rapporte l'observation d'un homme qui, par suite d'une blessure profonde entre le pouce et l'indicateur, eut une hémorrhagie considérable, l'artère ayant été liée près des extenseurs du pouce, l'écoulement de sang s'arrêta, mais reparut ; on établit une compression ; le malade guérit.

Obs. XCV. — *Hémorrhagie où la compression fut tentée inutilement.* — M. Grenn, rapporte que dans une blessure du pouce où la compression était sans succès, la main et le bras furent placés sur un plan incliné et arrosés avec un liquide froid, la plaie étant pansée simplement ; par ce moyen l'hémorrhagie fut arrêtée. (*Lancette anglaise*, vol. 13, p. 365.)

Obs. XCVI. — *Lésion de la radiale liée*

sans succès, incision de l'artère, suppression de l'hémorrhagie. — M. Calaway a vu un cas où à la suite d'une blessure profonde de la paume de la main, la ligature de la radiale et de la cubitale fut sans succès contre l'hémorrhagie; enfin une incision pratiquée sur le lieu même de la blessure, arrêta l'écoulement sanguin, probablement en permettant la rétraction des deux bouts du vaisseau blessé. (*Lancette anglaise,* v. 13, p. 365.)

On voit même quelquefois, au moyen des communications que les inter-osseuses établissent entre les artères de la main et celles de l'avant-bras, l'hémorrhagie récidiver après cette double ligature; mais alors en général, on s'en rend assez facilement maître, à l'aide d'une compression locale, nous citerons plus bas une observation à l'appui de cette assertion. — Graefe dit cependant avoir observé plus souvent ces hémorrhagies secondaires, à la suite de la ligature des deux artères qu'à la suite de la ligature d'une seule. Quand, malgré l'emploi de la ligature sur les artères radiale et cubitale, l'hémorrhagie continue il faut essayer de l'arrêter en établissant une compression sur les deux faces de l'avant-bras au moyen d'un appareil à fracture de cette partie, et si l'on ne réussit pas, lier l'arcade palmaire. Mais il faut pour prendre ce dernier parti que la plaie soit récente; car dans le cas contraire, il vaudrait mieux lier l'artère brachiale que de porter des ligatures sur deux bouts d'une artère enflammée, sans compter les dangers de produire une grande irritation dans une partie où elles sont aussi dangereuses que dans la paume de la main.

Obs. XCVII. — ***Observation d'hémorrhagie consécutive après l'ablation d'une tumeur érectile située au côté interne de la main, qui récidiva après la cautérisation, et la ligature fut arrêtée ensuite par la compression.*** (1) — Un jeune homme entre, en 1832, dans le service de M. Roux, réclamant l'ablation d'une tumeur qui occupait le côté cubital de la main; cette tumeur paraissait adhérente au bord interne de 5e métacarpien. Sa consistance était élastique, la peau, qui la recouvrait n'était pas altérée; le jeune homme affirmait l'avoir apportée en naissant; mais depuis quelque temps, elle avait pris un développement considérable; elle était le sujet de douleurs lancinantes assez vives; on en pratiqua l'ablation, une portion des tégumens qui recouvrait cette tumeur, une partie des muscles de l'éminence hypothénar, furent comprises entre les deux incisions semi-elliptiques; on put alors constater la nature de cette production morbide qui était constituée par un tissu érectile; une assez grande quantité de sang s'écoula après son enlèvement; on fit quelques ligatures, puis on pansa

(1) Thèse de Paris, 278, 1834.

en rapprochant les lèvres de la solution de continuité.

Pendant les premiers jours, il ne se passa rien de remarquable; au bout de six à sept jours, quelques écoulemens de sang eurent lieu par la plaie, mais ils furent arrêtés par la compression du bandage.

Enfin, le 12e jour, le matin en pansant le malade, hémorrhagie abondante; on fait immédiatement chauffer un cautère, une première application du fer rouge sembla l'arrêter, mais elle reparut après une seconde. M. Roux se décida à employer des moyens plus efficaces. Déjà il avait cherché au fond de la plaie l'orifice des vaisseaux qui fournissaient l'hémorrhagie. Mais d'une part, il était très difficile d'en déterminer la source, d'une autre part, leur tissu altéré et friable ne se serait pas prêté à l'application d'une ligature.

M. Roux pratiqua la ligature de la cubitale; puis voyant que, nonobstant cette ligature, l'écoulement du sang continuait, il pratiqua immédiatement celle de la radiale; ces deux ligatures furent nouées sur des petits cylindres de diachylon, et l'hémorrhagie parut s'arrêter définitivement. Les fils furent retirés 3 ou 4 jours après leur application, pour l'artère radiale, 5 ou 6 jours, pour la cubitale; mais alors survint une hémorrhagie très abondante, qui fit perdre au malade une livre et demie de sang environ; on se contenta d'appliquer sur la plaie une forte compression, et l'écoulement de sang s'arrêta pour ne plus reparaître; le malade sortit parfaitement guéri.

Obs. XCVIII. — ***Blessure de la paume de la main. Anévrysme faux consécutif guéri par la cautérisation.*** — Un enfant de quatre ans, tombe en jouant, et sa main rencontre un fragment de faïence qui fait une plaie à la paume de la main droite; il paraît que l'arcade palmaire profonde, fut intéressée; hémorrhagie abondante. Un chirurgien appelé auprès de l'enfant, suspendit l'écoulement du sang à l'aide de quelques immersions dans l'eau froide, et réunit par première intention. L'enfant alla bien pendant 12 jours, la blessure se cicatrisa; l'enfant fut représenté une deuxième fois au chirurgien, ayant au milieu de la main un anévrysme faux consécutif, gros comme une cerise. Par suite des efforts auxquels s'était livré le malade; elle s'était ouverte, et avait donné issue à une quantité de sang considérable; elle était molle, fongueuse, présentait des battemens; l'hémorrhagie s'étant renouvelée, on essaya la compression, mais inutilement; l'hémorrhagie se renouvela; on apporta alors, à Dupuytren, cet enfant affaibli par la quantité de sang qu'il avait perdue; ce chirurgien appliqua promptement, sur la tumeur, un fer rougi à blanc : 12 jours après, le mal ne s'est pas reproduit ; on n'a pas eu de renseignemens ultérieurs. (Thèse, n. 278, 1834.)

B. *Dos de la main.* — Quoique les artères dorsales de la main soient en général d'un petit volume, on a vu dans quelques cas leur lésion être suivie d'hémorrhagie abondante, ce qui s'explique par leurs anastomoses, avec les artères inter-osseuses et palmaires ; l'artère radiale peut-être blessée à son passage entre les tendons extenseurs du pouce ou dans l'intervalle des deux premiers métacarpiens ; sa situation superficielle dans ce point l'expose à l'action des agens vulnérans, et son volume, ses communications avec les artères palmaires rendent cette blessure fort grave, si la chirurgie ne vient au secours du malade ; elle a été encore plusieurs fois lésée par des coups qui divisaient directement de bas en haut l'espace inter-osseux.

Dans le cas de blessure des artères dorsales, si la coaptation exacte des bords de la plaie, maintenue par des bandelettes agglutinatives, et un bandage compressif ne suffisait pas pour arrêter l'hémorrhagie, il faudrait chercher l'orifice du vaisseau divisé, le lier ou le cautésiser à l'aide d'un stylet rougi.

Si l'artère radiale est divisée on tâchera de lier les deux bouts du vaisseau ; il est plus que probable que la ligature du bout supérieur serait insuffisante.

Dans le cas où l'hémorrhagie serait peu abondante, et l'artère blessée au niveau de son passage sur le dos du carpe, les os de cette région lui offrent un point d'appui solide sur lequel on pourrait la comprimer; si au contraire c'est au niveau du premier espace inter-osseux que le vaisseau ou une de ses branches est blessé, on pourra, dans quelques cas, obtenir la suspension de l'hémorrhagie, en appliquant fortement le premier métacarpien contre le second et le maintenant dans cette position à l'aide d'un bandage roulé.

Enfin si l'hémorrhagie continuait, il faudrait à tout prix lier les deux bouts de l'artère.

Obs. XCIX.—*Plaie du dos de la main, hémorrhagie* 12 *jours après l'accident, fournie par une artériole. — Cautérisation, guérison.*— Le nommé Surathan, Constant, âgé de 30 ans, étant occupé le 21 septembre 1821, à scier du cuivre, sa main fut prise entre le mandrin et la scie, d'où il résulta une plaie déchirée sur la face dorsale de la main gauche, occupant la partie moyenne des os métacarpiens; il s'écoula beaucoup de sang.

Le malade se contenta d'abord de couvrir la plaie de charpie et d'un cataplasme, ce qui n'empêcha pas la main de gonfler considérablement : il entra à l'Hôtel-Dieu sept jours après son accident.

La plaie était douloureuse, la main gonflée; Dupuytren ordonna un bain de bras. On pansa simplement.

Tout semblait au mieux, lorsque le 3 octobre, dix jours après l'accident, sans cause connue, il s'écoula un peu de sang. Le 6, pendant la nuit, il s'en écoula une plus grande quantité; le matin le liquide s'échappa avec plus de force que jamais; on leva l'appareil et on put alors reconnaître qu'il venait d'une artériole située entre la face dorsale des deuxième et troisième os métacarpiens. — Dupuytren cautérisa l'ouverture du vaisseau à l'aide d'un stylet rougi, et dès-lors tous les accidens cessèrent : le malade guérit.

Obs. C. — *Hémorrhagie à la suite d'une incision de l'espace inter-osseux.* — Un homme affecté d'inflammation phlegmoneuse de la main, plus intense au niveau du premier espace inter-osseux, va consulter Dupuytren, qui pratique une incision dans la partie la plus enflammée, au niveau de laquelle la peau présentait une dureté presque calleuse; soulagement immédiat; beaucoup de sang s'écoule par la plaie, un pansement simple suffit pour l'arrêter; le surlendemain de l'opération, le sang jaillit au moment du pansement, mais on l'arrête par l'immersion de la main dans l'eau froide; le quatrième jour, nouvelle hémorrhagie qui cède au même moyen. — Quatre jours après elle se reproduit encore à deux reprises différentes. On comprime directement sur le vaisseau ouvert, et en même temps on exerce une compression sur la radiale et la cubitale. Le surlendemain on renouvelle l'appareil, l'hémorrhagie ne s'est plus reproduite, et le malade guérit parfaitement bien.

ARTICLE X.

Hémorrhagies traumatiques des membres inférieurs.

§ Ier Hémorrhagies du bassin.

Les artères *iliaques primitives*, étendues de la bifurcation de l'aorte au niveau de la cinquième ou quatrième vertèbre lombaire jusque près des symphyses sacro-iliaques, sont par leur situation peu exposées aux blessures; mais à cause de leur volume, ces blessures doivent être le plus ordinairement mortelles. La médecine opératoire de M. Velpeau en contient deux exemples. L'un appartient à Bogros, qui fit l'ouverture d'un sujet qui avait succombé trente-six heures après avoir eu cette artère blessée par une balle de pistolet; l'autre fait, semblable au premier, est de M. Gibson de Baltimore. Ce chirurgien pratiqua inutilement la ligature de l'artère. On conçoit que, dans le plus grand nombre des cas, une mort prompte doit être la suite de ces blessures. Néanmoins si on avait le temps d'observer le blessé, la situation de la plaie, sa direction, la sortie du sang à l'extérieur, ou la tuméfaction qui résulterait de l'infiltration du sang, l'affaiblissement ou la disparition des pulsations dans l'artère crurale seraient les signes qui pourraient conduire au diagnostic. Il faudrait, si on était appelé à temps, faire à l'exemple de M. Mott la ligature du vaisseau par une incision étendue de l'anneau inguinal jusqu'au dessus de l'épine de l'os des îles et en décolant le péritoine avec les doigts.

Les blessures de l'*iliaque externe* sont promptement mortelles, à moins que la compression habilement pratiquée au bord interne du psoas ne donne le temps d'appliquer la ligature, ainsi que cela a été fait par le professeur Velpeau. On comprend que les signes sont, à la position près de la blessure, les mêmes que ceux que j'ai indiqués pour l'artère iliaque primitive.

Quant à l'artère *iliaque interne*, sa brièveté, sa situation profonde, rendent rares ses blessures, et je ne sache pas que la science possède de faits de ce genre. Il n'en est pas de même des branches volumineuses qu'elle fournit, de l'ischiatique, de la fessière surtout, dont les blessures ont produit des hémorrhagies mortelles et quelques beaux cas de guérison. M. Velpeau (*médecine opératoire*), rapporte d'après Theden qu'un soldat qui, dans le débridement d'une plaie d'arme à feu, eut la fessière divisée, succomba; et que dans un autre cas, J. Bell pratiqua la ligature du vaisseau et guérit le malade. On trouve dans le journal *la Lancette* l'observation d'un jeune paysan qui ayant eu la fessière blessée par une faucille qui lui entra profondément dans la fesse droite, éprouva plusieurs hémorrhagies et guérit néanmoins après des ligatures faites aux deux bouts, en agrandissant la plaie (7 nov. 1835). La direction, la profondeur de la blessure, l'écoulement du sang ou son épanchement, sont les seuls signes qui puissent faire connaître la blessure de l'artère fessière ou de l'ischiatique. Si la plaie était large, le sujet maigre, on pourrait chercher à lier l'artère à l'endroit blessé; mais on pense généralement que dans le plus grand nombre des cas ce serait à la ligature de l'iliaque interne qu'il faudrait recourir, soit par le procédé de M. Stevens, soit en modifiant le procédé d'Abernethy pour la ligature de l'iliaque externe.

§ II Hemorrhagies de la cuisse.

Nous avons peu de choses à dire en particulier sur les blessures des artères de la cuisse, car ce sont les hémorrhagies de ce membre qui ont en quelque sorte servi de type pour la description générale.

L'*artère fémorale* est exposée à beaucoup de

lésions. Ses blessures, soit simples, soit compliquées de celles de la veine, ont été fréquemment observées. Plusieurs fois elle a été lésée par l'instrument des chirurgiens, pendant les opérations pratiquées pour l'ouverture d'abcès. Il n'est pas rare de voir les dépôts par congestion au pli de l'aine, la soulever et la contenir dans leur paroi antérieure; des abcès profonds, développés dans la longueur du membre, ont pu aussi, quoique plus rarement, la déplacer et la porter du côté des tégumens. On conçoit que, dans ces cas, des chirurgiens inattentifs pourront la couper en cherchant à ouvrir une issue au pus. On dit même que cet accident est arrivé deux fois à un praticien célèbre, et que, chose très remarquable, les malades sont morts sous ses yeux.

Le diagnostic des blessures de la fémorale est en général facile, toutes les fois que l'instrument vulnérant a pénétré sur le trajet de l'artère à la partie antérieure et interne du membre. Dans ces cas, la direction de la plaie et la violence de l'effusion du sang ne peuvent guère laisser de doute. Au contraire, si la plaie se trouve à la partie supérieure du membre, si, siégeant à la partie interne, elle se porte en arrière, ou si elle se trouve à la partie externe et postérieure, il devient difficile de distinguer si le sang provient du tronc principal ou des branches de la musculaire profonde. Le traitement ne présente rien de particulier quant au procédé. En général, la ligature réussit assez bien toutes les fois qu'elle est faite au-dessous de l'origine de la *profonde*. Les chances du rétablissement de la circulation sont nécessairement beaucoup moins grandes, si l'on est forcé de pratiquer la ligature, au-dessus de ce point.

Si cependant les circonstances qui accompagnent la blessure permettaient de juger que la *profonde* ou une de ses branches fut la source de l'hémorrhagie, il faudrait chercher à lier cette artère en respectant la crurale. C'est ainsi, dit-on, que M. Roux s'est borné, dans un cas, à lier la circonflexe interne. Une observation de Heister prouve qu'on peut guérir une hémorrhagie provenant d'une des branches de la fémorale par le tamponnement de la plaie.

Le volume de *la veine fémorale* rend nécessairement ces blessures dangereuses toutes les fois qu'elles sont dans des conditions telles, qu'elles fournissent une hémorrhagie, conditions que nous avons fait connaître.

Elles compliquent surtout d'une manière tellement grave les blessures de l'artère crurale que plusieurs praticiens distingués, Guthrie, entre autres, regardent la blessure simultanée de la veine et de l'artère comme un cas d'amputation. Mais c'est surtout à la partie supérieure de la cuisse et dans le pli de l'aine que ces lésions offrent un danger imminent. Là en effet si l'hémorrhagie ne peut être arrêtée que par des moyens qui doivent déterminer l'oblitération du vaisseau, le sang veineux n'a plus aucune voie pour retourner vers le centre de la circulation, et la perte du membre paraît inévitable; c'est surtout dans ces cas qu'il est important de bien se pénétrer des préceptes qui doivent diriger le traitement des hémorrhagies veineuses. Leur oubli a, dans quelques cas, occasioné la mort à la suite de blessures qui eussent pu guérir facilement si elles eussent été convenablement soignées.

Obs. CI. — Un enfant de 14 à 15 ans tomba en courant sur un poinçon qu'il tenait, et se fit à la partie supérieure de la cuisse, près de l'arcade crurale, une plaie par piqûre, qui fut immédiatement suivie d'hémorrhagie. Un chirurgien appelé aussitôt essaya vainement d'arrèter l'écoulement du sang par le moyen de la compression. Cet écoulement devint tellement considérable qu'au bout de deux heures le malade entra à l'Hôtel-Dieu où il expira avant qu'on eût pu lui porter aucun secours. Dupuytren constata à l'ouverture du corps que la veine fémorale avait seule était lésée, et la compression exercée au-dessus de la plaie avait rendu mortelle cette piqûre qui aurait pu guérir si elle eût été exercée de manière à s'opposer seulement à la sortie du sang sans interrompre la circulation.

OBS. CII.—*Blessure de l'artère fémoro-iliaque sous le ligament de Fallope.—Ligature. Guérison.* —Un charpentier, travaillant à Champagnol, près d'Arbois, à restaurer un toit de chaume, se laissa glisser le long de l'édifice et vint s'accrocher à un énorme clou de liteau qui entra profondément dans la région inguinale, et la dilacéra largement. Dans cette chute l'artère fémoro-iliaque reçut un blessure assez grande, et le sang s'échappa avec violence. Le malade ne perdit point la tête; il appliqua le pouce de la main droite sur la plaie, et demanda du secours. Des voisins allèrent chez M. Barbaud, chirurgien du lieu, et ses frères, anciens militaires, exercèrent avec des linges imbibés d'eau froide, une compression assez forte et maintenue avec les doigts.

M. Barbaud arriva seulement deux heures après l'accident, et quoique entouré d'aides peu éclairés, il se disposa à pratiquer la ligature du vaisseau ouvert.

Après avoir fait exercer une compression convenable sur l'artère iliaque, il dilata largement la plaie dans la direction de l'artère qu'il ne tarda pas à mettre à découvert. L'ouverture consistait en une petite déchirure d'une ligne et demie environ. Au moyen d'une sonde cannelée et d'un stylet aiguillé, il passa une double ligature pour lier le vaisseau au-dessus et au-dessous de la blessure.

Dans les premiers jours, l'opérateur pratiqua de nombreuses saignées pour diminuer l'action du cœur. Au quinzième jour, les ligatures tombèrent et le malade guérit radicalement, ne conservant de son accident qu'un léger abaissement de température dans le membre. (*Communiquée par M. Carron du Villards.*)

OBS. CIII. — *Coup de feu à la cuisse.—Hémorrhagie consécutive. — Mort. — Blessure de l'artère crurale.*—Parmi les blessés reçus dans la salle Sainte-Jeanne au mois d'avril 1834, se trouvait un élève en médecine âgé de vingt-cinq ans atteint de deux coups de feu aux membres inférieurs; l'une des balles avait déterminé une plaie contuse et labourée à la partie interne du talon droit, au-dessous de la malléole, dans la direction de la voûte du calcaneum, avec lésion superficielle de cet os; l'autre était entrée à la partie postérieure de la cuisse gauche vers la réunion du tiers supérieur avec les deux tiers inférieurs, et était sortie au côté interne du tendon du muscle droit antérieur, trois pouces au-dessus de l'articulation tibio-fémorale. Le trajet comprenait l'épaisseur des muscles adducteurs et du vaste interne en croisant la direction de l'artère. Cette partie du membre examinée douze heures après la blessure était le siège d'un gonflement assez considérable, non circonscrit, dû au sang épanché; il s'en était déjà écoulé une quantité assez notable par les plaies d'entrée et de sortie. En appliquant la main sur les divers points de la cuisse, on ne sentait ni battement, ni bruissement; les pulsations de l'artère étaient appréciables au pli de l'aine et au creux du jarret, la tuméfaction empêchait de les sentir ailleurs. Les ouvertures d'entrée et de sortie, assez largement débridées, donnèrent issue à quelques caillots de sang noir; des applications d'eau froide furent faites pour prévenir les accidens inflammatoires; quelques jours plus tard on dut agrandir encore le débridement de la plaie de sortie; le huitième jour les escarres intérieures commencèrent à se détacher, et sortirent successivement les jours suivans avec quelques grumeaux de sang altéré entraînés par le pus. Le douzième jour le malade allait parfaitement, la cuisse avait repris son volume ordinaire, la suppuration devenue louable était moins abondante; le treizième jour après l'accident, à six heures du matin, au moment de la visite, il se déclara une hémorrhagie, qui se fit reconnaître par l'infiltration du sang à travers les pièces de l'appareil. Le blessé s'en étant aperçu fut frappé d'un sentiment d'effroi qu'il exprima à son voisin en disant que c'en était fait de lui. Immédiatement, on fit la compression de la crurale sur le pubis ; au moment où la visite arriva à son lit, on le trouva dans un état de demi-syncope, les traits contractés, d'une pâleur extrême. La ligature de l'artère crurale fut pratiquée et rapidement exécutée presque sans effusion de sang. On évalua à une palette et demie seulement la quantité de sang artériel perdue. Cependant, l'état syncopal persista, et le malade mourut à trois heures de l'après-midi.

Le trajet de la plaie contenait un caillot de sang du poids de deux onces environ. L'écoulement sanguin s'était fait par une ouverture à l'artère du diamètre d'une grosse tête d'épingle, déterminée par la chute d'une escarre. Cette ouverture existait au côté externe de l'artère crurale, à quelques lignes au-dessus du point où elle pénètre dans l'anneau du troisième adducteur. (***Recueillie par M. Bertrand, interne.***)

§ III. Hémorrhagies de l'espace poplité.

L'artère poplitée profondément abritée dans le creux du jarret et correspondant à la partie postérieure du membre, est moins souvent lésée que l'artère crurale; la proximité de la veine rend difficile la lésion isolée de l'artère.

Le diagnostic de ces blessures est en général facile. La disposition anatomique de la partie et les rapports de l'artère avec le fémur, sont propres à favoriser l'emploi de la compression. La ligature directe est rendue difficile par la profondeur de l'artère et ses connexions avec la veine; aussi préfère-t-on généralement pratiquer la ligature de l'artère fémorale à la partie moyenne de la cuisse. On peut alors empêcher le sang de revenir par le bout inférieur de l'artère, en profitant des dispositions favorables qu'offre la partie inférieure du jarret pour servir de point d'appui à la compression.

Les blessures de la veine poplitée, à cause de son volume, peuvent fournir une grande quantité de sang, et elles ne donnent lieu à aucune indication particulière.

§ IV. Hémorrhagies de la jambe.

La profondeur à laquelle sont situées dans la majeure partie de leur trajet les artères *tibiales antérieur*, *postérieure* et l'*artère péronière* rend leurs blessures assez rares par l'action des causes vulnérantes ordinaires. Mais dans les cas de fracture, leur proximité des os les expose à être lésées, soit par les fragmens du péroné soit par ceux du tibia, soit par les corps vulnérans eux-mêmes qui ont produit la solution de continuité; la blessure de ces artères complique assez souvent les plaies d'armes à feu avec fracture des os. A la partie inférieure du membre où ces vaisseaux sont plus superficiels, mais cependant encore abrités, soit par les saillies osseuses, soit par les tendons qui les avoisinent, leur lésion est encore assez rare. Ici les veines étant nombreuses, leur blessure ne compromet pas la circulation et la compression ou le tamponnement de la plaie, suffiraient pour arrêter le sang qui en sortirait.

Excepté à la partie inférieure du membre la profondeur des artères rend souvent difficile la sortie du sang au-dehors, et très souvent leurs blessures se traduisent sous les formes d'un anévrysme faux primitif.

Quoique l'une d'elles soit séparée des autres par le ligament intérosseux, toutes sont assez rapprochées pour qu'il soit difficile de distinguer celle qui fournit l'hémorrhagie, surtout quand le membre a été traversé d'avant en arrière. Il régnera encore plus d'incertitude, si c'est à la partie inférieure du jarret.

La même circonstance rend quelquefois difficile de reconnaître laquelle des deux a été lésée de la péronière ou de la tibiale postérieure dans une plaie bornée à la partie postérieure du membre.

L'épaisseur des chairs et la saillie des os rend presque toujours inefficace la compression exercée à la périphérie du membre. Le tamponnement des plaies peut seul avoir quelque efficacité, mais on connaît ses inconvéniens.

La ligature des deux bouts est elle-même en général difficile dans les trois quarts supérieurs du membre. Cependant, toutes les fois qu'une plaie est assez large pour permettre de distinguer la source de l'hémorrhagie, c'est encore cette méthode qu'il faut employer.

Lorsqu'il y a doute ou difficulté, il faut lier l'artère crurale au loin, et prévenir le retour du sang par le bout inférieur à l'aide d'une compression modérée.

Les veines variqueuses de la jambe sont quelquefois lésées par des instrumens vulnérans. C'est surtout aussi par les ruptures de ces veines dilatées qu'il arrive de ces hémorrhagies mortelles qui ont été observées par Chaussier, MM. Murat, Velpeau, Amussat, etc., etc.

A défaut de succès par la position élevée du membre et d'une compression méthodique, on aura recours à la ligature.

Obs. CIV. — *Blessure de l'artère tibiale postérieure. — Compression. — Guérison.* — En 1818, en traversant le Mont-Cenis, en compagnie de MM. les docteurs Coster et Truchet, M. Carron du Villards rencontra à Lansbourg un charron, presque exsangue, étendu sur un brancard, perdant tout son sang par une large ouverture faite à la partie postérieure de la malléole, et produite par un coup d'herminette. Il arrêta l'hémorrhagie par une compression méthodique exercée sur le membre, et surtout sur la tibiale postérieure qui fournissait le sang.

Après avoir recouvert le pied d'une bande roulée, il établit, au moyen de compresses graduées, maintenues par un écu de six francs enveloppé et recouvert de tours de bandes, et continua la compression dans toute la longueur de la jambe, jusqu'au pli du jarret, où une pelote de charpie fut ensuite placée et maintenue par des jets de bande en huit de chiffres. Au moyen de cet appareil, le flux de sang fut suspendu.

Le lendemain le charron fut transporté à l'hôpital de Suza, où il s'est rétabli complètement.

Obs. CV. — *Blessure de l'artère péronière, ligature de la fémorale* (1). — Un homme avait reçu, à la partie postérieure et moyenne de la jambe, un coup de couteau qui avait ouvert l'artère péronière ; des symptômes d'anévrysme faux primitif avaient disparu sous l'influence de la compression et des réfrigérans ; deux fois par des imprudences les battemens étaient revenus dans le mollet, lorsque ce malade se décida enfin à accepter l'opération qu'il avait refusée.

Je liai la fémorale à la partie moyenne de la cuisse ; le jour de l'opération le malade éprouva une chaleur assez vive dans le membre, et eut un peu de fièvre ; depuis lors il devint calme, la jambe reprit sa chaleur et sa couleur naturelles tout battement a disparu. Guérison.

(1) *Clinique*, t. III, n. 4.

§ V. Hémorrhagies du pied.

Si l'une des artères plantaires se trouvait ouverte, il y aurait du danger à tamponner la plaie quand même elle aurait quelque étendue, et il serait très difficile de mettre l'artère à découvert pour en faire la ligature. Si l'hémorrhagie ne pouvait s'arrêter par la réunion des bords de la solution de continuité, le parti le plus convenable à prendre serait de lier l'artère tibiale postérieure derrière la malléole, et de comprimer ou lier l'artère pédieuse.

Dans les blessures du coude-pied l'artère pédieuse est souvent ouverte ou complètement divisée; il faut en lier les deux bouts. La position de cette artère est favorable à la compression; mais on a cité des exemples où cette compression a eu des résultats fâcheux. M. Roux (1) dit qu'il y a des cas dans lesquels elle a déterminé la gangrène du pied et d'une partie de la jambe.

ARTICLE XI.

Hémorrhagies cutanées.

Les solutions de continuité faites à la peau et aux surfaces muqueuses, par des piqûres de

(1) *Med. opératoire*, Paris, 1813, tome II, p. 700.

sangsues, des scarifications, etc., peuvent être suivies d'hémorrhagies assez abondantes pour entraîner des dangers et même la mort. J'ai cité plus haut quelques faits de ce genre et la science en possède beaucoup d'autres. Cet accident s'observe surtout lorsque les sangsues ont été appliquées sur des parties riches en capillaires ou parcourues par des vaisseaux veineux ou artériels très voisins de la peau, comme la région des tempes, des bourses, des grandes lèvres chez la femme, etc. Souvent alors l'écoulement reconnaît pour cause l'ouverture d'une ou plusieurs artérioles. L'âge, la constitution des sujets et en général les causes qui provoquent l'afflux du sang ou empêchent sa coagulation, déterminent et entretiennent ces hémorrhagies. On sait que les individus, dont le sang est appauvri, et les enfans chez lesquels la circulation capillaire est si active y sont particulièrement prédisposés.

L'art possède plusieurs moyens pour arrêter ces hémorrhagies; le plus ordinairement on y réussit en favorisant la formation d'un caillot qui bouche la petite plaie en y adhérant, et oppose une digue à l'écoulement ultérieur du sang. Toute substance susceptible de hâter sa coagulation ou de former avec ce liquide, un corps compacte, s'attachant à la peau, remplit cette indication. C'est ainsi qu'agissent l'agaric, le linge brûlé, la charpie, la colophone, diverses poudres, dites hémostatiques. La compression n'est efficace que pour les régions où se rencontrent des plans osseux sous-cutanés qui comme au crâne, au sternum, au pubis, offrent un point d'appui solide. Les liqueurs styptiques et les réfrigérans sont encore employés avec avantage. Lorsque l'hémorrhagie résiste à ces moyens, on a recours à la cautérisation par le nitrate d'argent fondu, ou le cautère actuel.

Explication de la planche.

Fig. 1. —Artère crurale vers la partie moyenne de la cuisse quatre jours après l'amputation.

Fig. 2 — Artère brachiale à la partie inférieure du bras, six jours après l'amputation.

Fig. 3. —Artère crurale à la partie inférieure de la cuisse, neuf jours après l'amputation.

Fig. 4. — Artère brachiale à la partie inférieure du bras, dix-sept jours après l'amputation.

Fig. 5.—Artère crurale à la partie inférieure de la cuisse, vingt-cinq jours après l'amputation.

Fig. 6. —Artère tibiale postérieure, à la partie supérieure de la jambe, cinquante-et-un-jours après l'amputation.

TABLE DES MATIERES.

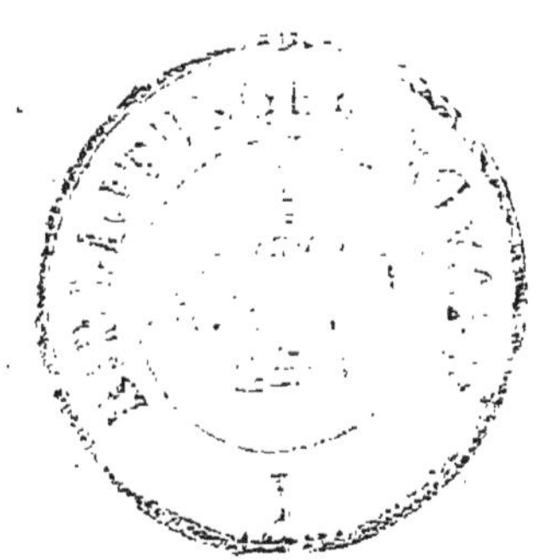

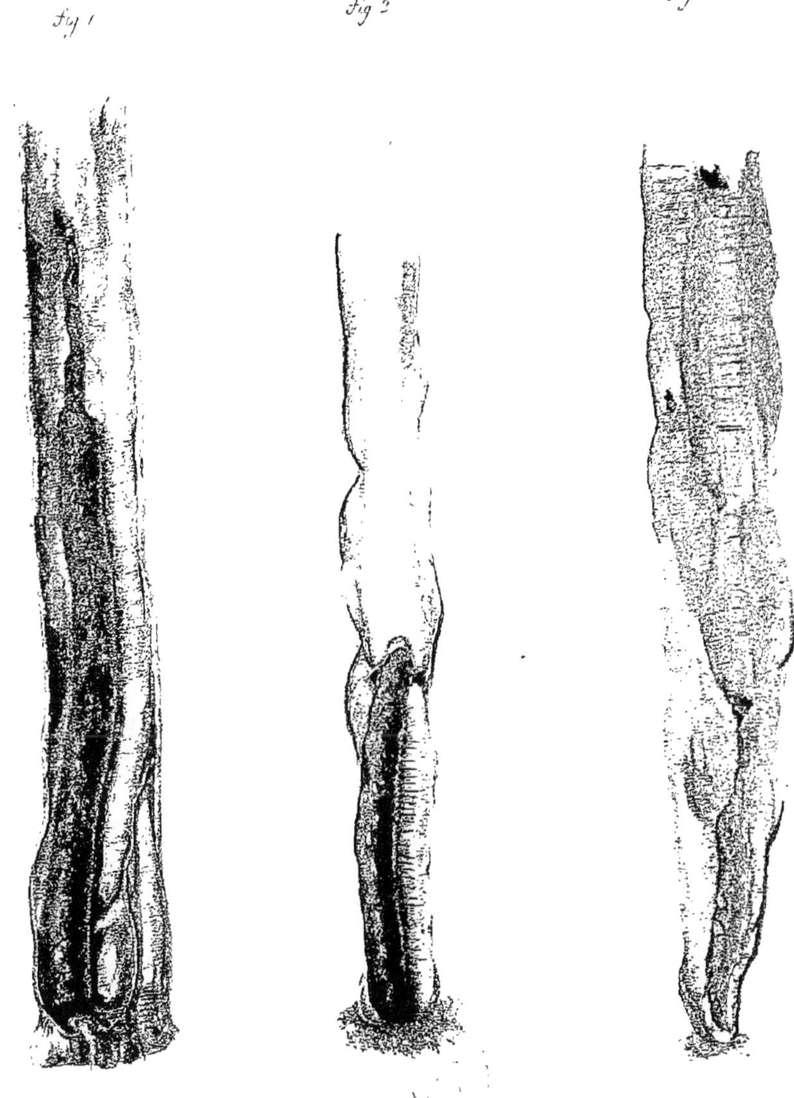

L de Berard

fig. 4

fig. 5

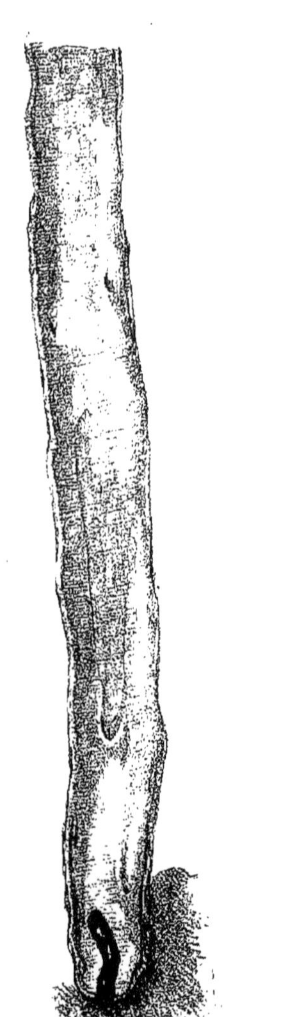

fig. 6

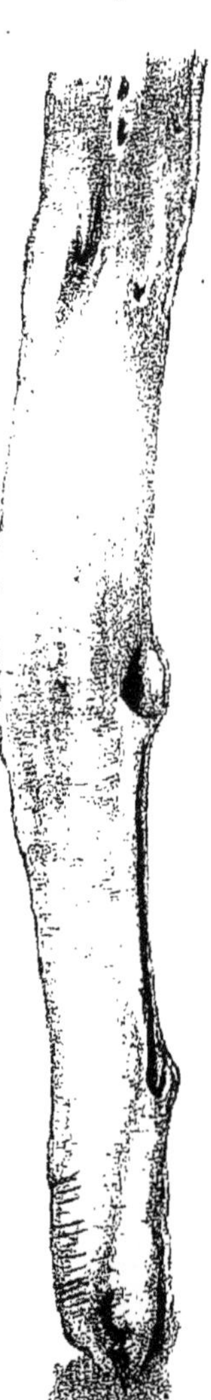

F. Bion del.

www.ingramcontent.com/pod-product-compliance
Ingram Content Group UK Ltd.
Pitfield, Milton Keynes, MK11 3LW, UK
UKHW020157250726
13967UKWH00003B/1117

9 782012 465770